Carmine Iacovella

Tai Chi e osteoporosi

L'antica arte marziale cinese come attività di prevenzione

AF808140

Copyright © 2020
PM edizioni
via Garibaldi, 3
17019 Varazze (SV)
www.pmedizioni.it

I diritti di traduzione, di memorizzazione elettronica, di riproduzione e di adattamento anche parziale, con qualsiasi mezzo, sono riservati per tutti i Paesi. Non sono assolutamente consentite le fotocopie senza il permesso scritto dell'Editore.

ISBN 978-88-31222-35-8
Prima edizione: marzo 2020

Carmine Iacovella

TAI CHI E OSTEOPOROSI

L'ANTICA ARTE MARZIALE CINESE COME ATTIVITÀ DI PREVENZIONE

PM
EDIZIONI

A mia madre

Indice

Introduzione

L'osteoporosi è la patologia più diffusa che colpisce il nostro sistema scheletrico; in presenza di osteoporosi si ha una ridotta massa ossea ed un deterioramento della microarchitettura del tessuto osseo, provocando così un aumento della fragilità, soprattutto di anca, femore, polso e vertebre. È una malattia, che può progredire per diversi anni, senza dare sintomi fino alla diagnosi.

Colpisce principalmente le donne tra i 60 e gli 80 anni, ed è relativamente meno diffusa negli uomini. Non si conosce con esattezza la causa scatenante, ma sappiamo che è un disturbo che incide sul normale processo di rimodellamento osseo.

Il tessuto osseo è una struttura soggetta a processi continui di distruzione-formazione, durante i quali operano due tipi di cellule:

- gli osteoclasti: deputati alla distruzione;
- e gli osteoblasti: deputati alla ricostruzione.

È un processo ciclico: gli osteoclasti corrodono la superficie dell'osso asportando le strutture e formando delle piccole cavità; gli osteoblasti la riempiono nuovamente depositando idrossiapatite calcica.

Fino ai 40-45 anni di età, questi processi portano ad un accumulo di materiale osseo, quindi il bilancio dei processi distruttivi e ricostruttivi è sostanzialmente uguale.

Dopo i 45 anni circa, l'attività distruttiva è superiore a quella ricostruttiva, dando così inizio alla demineralizzazione ossea, ed è in base ai fattori con la quale si manifesta che vengono classificati i vari tipi di osteoporosi: primaria di tipo I e di tipo II; idiopatica e secondaria.

L'osteoporosi viene studiata tramite test che misurano la densità ossea. La tecnica più utilizzata è la MOC: metodo DEXA (densitometria ossea con tecnica di assorbimento a raggi X), un tipo di analisi utile anche in fase preventiva.

I diversi trattamenti farmacologici a disposizione sono:

- calcitonina: ormone peptidico che agisce come inibitore dell'azione osteoclastica;
- bifosfonati detti anche difosfonati: agiscono come inibitori sull'azione distruttiva degli osteoclasti;
- modulatori selettivi dei recettori per gli estrogeni (tamoxifene e aloxifene) (SERMs): sono farmaci che hanno un'azione estrogenica in determinati tessuti e un'azione antiestrogenica in altri, pertanto il loro utilizzo va preso in considerazione valutando bene il rapporto rischi/benefici;
- ormone paratiroideo: farmaco che solitamente viene somministrato alle donne in post-menopausa che tende a ridurre le fratture a carico della colonna vertebrale;
- terapia ormonale sostitutiva (TOS): tende ad integrare la carenza di estrogeni che non vengono più sintetizzati dal corpo femminile.

I capisaldi per una più efficace prevenzione dell'osteoporosi sono: una corretta alimentazione, l'astinenza dal fumo che riduce la produzione di estrogeni, l'integrazione di calcio, un ridotto consumo di alcolici che interferiscono con l'assorbimento del calcio, una regolare attività fisica.

È opinione ormai comune che l'attività fisica abbia un ruolo chiave nella prevenzione dell'invecchiamento dell'apparato scheletrico. Il Tai Chi Chuan, un esercizio meditativo per la mente e per il corpo, consiste in una serie di lenti, rilassati e aggraziati movimenti fisici collegati tra loro in modo fluido e continuo.

Essendo un'attività aerobica, con grado di intensità lieve-moderata è adatta a tutte le età, anche nei soggetti che non hanno avuto precedenti esperienze nell'attività sportiva. Esso produce benefici per l'equilibrio e la coordinazione degli arti, con numerosi movimenti multidirezionali e cambiamenti di posizione da entrambe le gambe ad una sola. Ricerche precedenti sostengono che il Tai Chi ha dei benefici significativi per la salute in generale, e la sua pratica regolare migliora la forza muscolare, l'equilibrio, la capacità aerobica, la qualità della vita correlata alla salute e al benessere psicologico.

Studi recenti dimostrerebbero anche che il Tai Chi è sicuro ed efficace per i pazienti con:

- malattie neurologiche (per esempio, ictus, morbo di Parkinson, lesione cerebrale traumatica, sclerosi multipla, disfunzione cognitiva);
- malattie reumatologiche (ad es. artrite reumatoide, spondilite anchilosante e fibromialgia);
- malattie cardiovascolari (ad es. infarto miocardico acuto, innesto di bypass delle arterie coronarie e insufficienza cardiaca);
- malattie polmonari ostruttive croniche e malattie ortopediche (ad es. lombalgia, dolore e disturbi muscolo-scheletrici, osteoartrite, ed osteoporosi).

Gli studi trattati su pazienti affetti da osteoporosi hanno evidenziato una riduzione della perdita della BMD, ma l'attività svolta su donne affette da osteopenia in menopausa mostra dei risultati che, per una valenza scientifica di non progressione della malattia da osteopenica a osteoporotica, potrebbero convalidare l'ipotesi che il Tai Chi rallenti il peggioramento, ossia la diminuzione di *turnover* osseo e quindi confermare la valenza preventiva di questa attività.

Dagli studi condotti risulta che il TCC può rallentare la diminuzione della BMD e può essere considerata una misura preventiva ed efficace dell'osteoporosi, ovviamente se eseguita prima dei quarant'anni, periodo in cui l'attività distruttiva prevale su quella ricostruttiva, dando inizio alla demineralizzazione ossea. Sembrerebbe che dal tempo di pratica del TCC, possa dipendere l'effetto prestativo dell'attività, quindi è richiesto un periodo più lungo di pratica per ottenere risultati nella BMD che, come indicato mediamente negli studi presi in esame, dovrebbe superare la durata di 12 mesi per un totale di 185 ore.

Inoltre, la combinazione di pratica, assunzione di polifenoli del tè verde (GTP) e integrazione di calcio e vitamina D, ha mostrato avere degli effetti osteo-protettivi diminuendo lo stress ossidativo, aumentando l'attività di enzimi antiossidanti e diminuendo l'espressione dei mediatori proinfiammatori in vari modelli di perdita ossea. Anche se i risultati hanno mostrato che c'è un aumento della formazione ossea ed una riduzione di perdita ossea, per il futuro, sono previste ulteriori ricerche per indagare gli effetti del Tai Chi Chuan in combinazione con diverse dosi di integratore di calcio.

Capitolo 1

1.1 Il Tai Chi

Il Tai Chi Chuan (TCC), esercizio di meditazione per la mente e per il corpo, che consiste principalmente in una serie di movimenti fisici lenti, rilassati e aggraziati, collegati tra loro in modo fluido e continuo, non necessita di particolari attrezzature e di spazi particolarmente grandi, per cui può essere praticato agevolmente in qualsiasi tipo di spazio a disposizione e con un esiguo dispendio economico. Per la sua natura semplice dei movimenti e a basso impatto, è adatto a persone di tutte le età. Apporta benefici sull'equilibrio e sulla coordinazione degli arti superiori e inferiori, perché trattasi di un'attività che possiede un bagaglio di numerosi movimenti multi-direzionali, con cambiamenti di posizione che prevedono l'appoggio di entrambe le gambe, o di una soltanto.

Il Tai Chi Chuan (China, 1983), è un ramo delle arti marziali cinesi che si è sviluppato in Cina a partire dal XVII secolo. Il suo lento, elastico ed aggraziato movimento è radicato nel Taoismo, antica filosofia insegnata da Lao Tze nel V-IV secolo a.C. La dottrina taoista è focalizzata sulla tranquillità e il suo obiettivo, è quello di raggiungere la longevità con la meditazione e la modificazione dello stile di vita.

Nel suo processo di sviluppo, il Tai Chi si è differenziato in cinque stili principali: Chen, Yang, Wu (Hao), Wu e Sun.

Tra loro, il Chen è lo stile più antico, mentre lo stile Yang è il più popolare. Gli stili classici di Tai Chi consistono in forme complesse che richiedono molto tempo per essere imparate. Pertanto, sono state sviluppate forme semplificate per abbreviare il tempo di apprendimento.

Il Tai Chi è eseguito in posizione di semi-squat e l'intensità dell'esercizio può essere facilmente regolata controllando la velocità e l'altezza posturale. Le caratteristiche del Tai Chi includono:

- concentrazione della mente e controllo della respirazione;
- tutto il corpo esegue l'esercizio con movimenti continui e curvilinei;
- può essere praticato singolarmente o in gruppo ed ha notevoli benefici dal punto di vista fisico, emotivo e sociale.

I praticanti, possono anche eseguire soltanto alcune sequenze di Tai Chi invece di un'intera forma e conseguire ugualmente specifici benefici riguardanti la salute, come la flessibilità e l'equilibrio. Tuttavia, se si vuole aumentare la capacità aerobica o la forza muscolare, è consigliato praticare una forma completa di Tai Chi, di almeno 24 movimenti. Negli ultimi anni, il Tai Chi è diventato un esercizio popolare in tutto il mondo e le ricerche sono fiorenti.

Il Tai Chi è una filosofia antica che descrive come funziona l'universo. Un più vicino esame, di ciò che la maggior parte degli occidentali chiama lo Yin-Yang, simbolo del Tao, che mostra queste due forze, oscurità e luce, in perfetto equilibrio. Tale simbolo, è in realtà chiamato Tai Chi e può essere tradotto come "Supremo equilibrio o Armonia".

Secondo la filosofia del Tai Chi, il materiale con cui è costruito l'universo nasce dall'opposto delle forze elementari di Yin e Yang. Nella realtà materiale queste forze non solo si oppongono l'una all'altra, ma sono anche reciprocamente dipendenti ed esistono insieme alle estremità opposte dello stesso spettro. Attraverso questa filosofia, possiamo arrivare a comprendere come anche le cose che sembrano opposte sono collegate tra loro, ed eliminando ciò che non ci piace, distruggiamo anche quello che ci piace. L'armonia si raggiunge solo quando bilanciamo questi due poli opposti, che si trovano in coesistenza dinamica.

Il Tai Chi è considerata un'arte marziale "dolce", in cui l'accento, è posto sul rendimento e la resilienza, in modo che l'energia di un attaccante, venga reindirizzata e usata a sua volta contro di lui per sbilanciarlo. I praticanti di Tai Chi sono noti per essere leggeri, ma potenti, rilassati, ma rigidi; riassumendo sono fisicamente, emotivamente e psicologicamente adattabili a tutte le situazioni e circostanze. Il bilanciamento e l'applicazione di questi elementi contrapposti di durezza e morbidezza, riguardano sia la filosofia, sia la pratica del Tai Chi.

Si è dimostrato, che la pratica regolare del Tai Chi ha avuto effetti benefici per molteplici disturbi fisici, come alta pressione sanguigna, debolezza muscolare, scarsa flessibilità, dolore, malattie osteoarticolari. Aiuta in caso di depressione, ansia, disturbi dell'umore, perdita di memoria e migliora la qualità del sonno. In conformità con i principi del Tai Chi, il praticante "incarna" la filosofia universale dell'armonia, mediante movimenti in opposizione dinamica perfettamente bilanciati, collegando corpo e mente. Infatti, sembra che, mentre pratichiamo il Tai Chi per raggiungere l'equilibrio fisico, anche la nostra mente raggiunge uno stato di equilibrio, ed è proprio questo importante aspetto ad essere la vera medicina del corpo umano.

Il Qigong è l'antica pratica del *bodymind*, ed è alla base di tutta la medicina tradizionale e della cultura cinese. È una scienza che rintraccia le sue radici da 5.000 anni in tradizioni sciamaniche nell'Asia settentrionale. La parola "Qi" può essere tradotta semplicemente come "respiro", ma è un termine che viene utilizzato dall'antica cultura cinese, per definire "l'energia della forza vitale". Qi è l'energia che sostiene i pianeti in orbita, che fa crescere gli alberi e che dà energia al corpo umano. Il Qi corto è la forza animatrice dell'universo. La pratica del Qigong ci insegna che la respirazione è la chiave per migliorare questa energia vitale o vitalità nel nostro stesso corpo. La parola "gong" può essere tradotta come "lavoro", "pratica". Quindi, il Qigong è una pratica in cui il respiro è usato in determinati modi, per raggiungere determinati obiettivi e provare esperienze che migliorano la vita.

Il Qigong è stato utilizzato attraverso i secoli, in rituali e pratiche di guarigione. La pratica del Qigong prevede l'utilizzo di quattro componenti primari, che includono movimento, meditazione, respirazione e massaggio. Il Tai Chi impiega tutti i principi primari del Qigong, tra cui: postura, respiro, movimento e concentrazione, specificamente applicati all'autodifesa; può essere quindi considerato, una forma di Qigong. Il Qigong e il Tai Chi, sono spesso considerati sinonimi di forma e funzione (Jahnke, Larkey, Rogers, Etnier, & Lin, 2010).

Il Tai Chi riabilitativo, fedele ai principi del Qigong, adatta e applica il Tai Chi per lo specifico scopo della riabilitazione fisica, perché è vero che la riabilitazione non è mai solo fisica; la guarigione fisica deve sempre essere correlata con cambiamenti emotivi e psicologici positivi. I nostri corpi fisici, sono aspetti materiali dell'universo proprio come i pianeti, gli animali, gli alberi e gli oceani; a causa di ciò sono governati dalle stesse forze elementari di Yin-Yang. Quando i processi del nostro corpo sono nel Tai Chi o nell'omeostasi, tutte le funzioni fisiologiche diventano armoniose.

Nella medicina tradizionale cinese ci sono solo due cause primarie per ogni malattia: deficit di Yin ed eccesso di Yang o eccesso di Yin e carenza di Yang. La salute e la funzione di tutti i sistemi di organi, sono determinati da un equilibrio intrinseco di questi fattori. Un esempio della funzione Yin-Yang nel corpo umano può essere spiegato attraverso la funzione muscolare. Tutte e due le fasi di contrazione (yang) e di rilassamento (yin) sono necessarie per la normale funzione muscolare. Se dal punto di vista fisiologico vi fosse un dominio dello Yang, quindi un eccessivo tono muscolare, avremmo sicuramente spasmi e dolore; mentre una dominanza dello Yin genererebbe l'ipo-tonia muscolare, ovvero debolezza e instabilità, come nella sindrome di Guillain-Barré. Affinché alcune funzioni siano efficaci durante attività come camminare e sollevare, è richiesto un equilibrio muscolare Yin-Yang attivo.

L'antica filosofia del Tai Chi ci insegna questo: nonostante le apparenze, l'universo è sempre in uno stato di naturale equilibrio.

Attraverso il condizionamento comportamentale precoce e le esperienze di vita, in ognuno di noi, tendono a svilupparsi forti preferenze per condizioni esterne. Nella vita quotidiana fare alcune cose ci rende felici, mentre doverne fare altre ci crea agitazione. Questo rivela come noi pensiamo, che il mondo "dovrebbe" essere. Spesso facciamo cose che riteniamo "giuste" e altre cose "sbagliate", alcune cose "buone" e altre cose "cattive", attraversiamo le nostre vite cercando di evitare il dolore e cercando di raggiungere il piacere. In realtà non c'è mai una condizione che possa piacere sempre e comunque a tutti; lo stesso identico evento, in soggetti diversi, può provocare emozioni contrastanti. Come ad esempio un evento sportivo seguito da fan di squadre opposte; sebbene le situazioni oggettive del gioco siano le stesse, gli eventi che si susseguono creano sensazioni totalmente contrapposte.

La filosofia del Tai Chi ci spiega che è il modo in cui percepiamo il mondo che ci causa dolore, non il mondo stesso. Più preferenze abbiamo, più è probabile che soffriremo, sia fisicamente che emotivamente.

1.2 Il Tai Chi e i suoi benefici sul corpo umano

Diversi studi hanno messo in evidenza come la pratica di Tai Chi, possa avere sia un effetto benefico sulla salute, per quanto concerne capacità aerobica, forza muscolare, equilibrio, qualità della vita correlata alla salute, benessere psicologico; sia le sue potenziali applicazioni come valido supporto alla medicina per malattie neurologiche, malattie reumatologiche, malattie ortopediche, malattie cardiopolmonari e cancerose (Lan, Chen, Lai, & Wong, 2013). Il picco di assorbimento di ossigeno, è il migliore indicatore per la capacità aerobica ed è la maggiore causa del rischio di morte tra soggetti normali e pazienti con malattie cardiovascolari.

Alcuni studi trasversali, riferiscono che nelle persone anziane che praticano Tai Chi c'è un aumento considerevole, del 18-19%, del VO2peak rispetto ai soggetti sedentari. Nei praticanti di Tai Chi, nel lungo periodo, si è visto un declino più lento della capacità aerobica rispetto agli individui sedentari. In un *follow-up* di cinque anni di studio, la diminuzione annuale di VO2peak nel gruppo di Tai Chi, era più lento di circa il 40% rispetto al gruppo di controllo sedentario.

Il Tai Chi viene eseguito in posizione di *semi-squat*, e sono richieste contrazioni muscolari concentriche ed eccentriche durante tutta l'esecuzione. Il grado di flessione del ginocchio durante l'andatura può essere un elemento chiave per migliorare la forza muscolare delle gambe. Soprattutto nelle persone anziane, la prevenzione delle cadute, dipende molto da una risposta posturale appropriata. Il Tai Chi ha accelerato in modo significativo il tempo di reazione del muscolo semitendinoso, che può aiutare gli anziani a mantenere il controllo della postura. In uno studio recente, è stata misurata la forza muscolare del ginocchio mediante test isocinetici a 30°/s. Il gruppo di Tai Chi, ha dimostrato maggiore forza muscolare eccentrica in entrambi gli estensori e flessori del ginocchio rispetto al gruppo di controllo.

L'equilibrio permanente è un processo complesso, che dipende dall'integrazione della meccanica sensoriale e dell'elaborazione motoria. Il visivo, il propriocettivo e il sistema vestibolare, sono le tre fonti di informazione che influenzano il controllo dell'equilibrio. Il test di organizzazione sensoriale (SOT), può essere usato per identificare problemi di controllo della postura, valutando la capacità del soggetto, di fare un uso efficace di informazioni visive, vestibolari e propriocettive. Durante l'esecuzione del Tai Chi, spostamento del peso, rotazione del corpo, ed equilibrio su una gamba in diverse posizioni, sono frequentemente utilizzate. Il controllo congiunto delle articolazioni e la coordinazione muscolare, sono necessari durante i movimenti e quindi l'equilibrio, può trarre beneficio dalla pratica del Tai Chi nel lungo termine.

Negli studi che utilizzano test di equilibrio semplici (ad esempio, la durata in equilibrio su gamba singola con gli occhi aperti o chiusi), anziani praticanti di Tai Chi, hanno mostrato un controllo posturale migliore rispetto ai soggetti sedentari. La stabilità posturale era migliore e la visualizzazione dello schema motorio del movimento superiore, rispetto a quello dei non praticanti.

La pratica del Tai Chi è eccezionale per il posizionamento delle articolazioni nei movimenti, e può migliorare il senso propriocettivo degli arti inferiori. È stata esaminata la propriocezione del ginocchio nei soggetti anziani, utilizzando il test passivo di riposizionamento articolare del ginocchio ed hanno scoperto, che i praticanti di Tai Chi, avevano una migliore capacità propriocettiva dell'articolazione del ginocchio rispetto ai soggetti del gruppo di controllo. I praticanti di Tai Chi non solo mostrano migliore propriocezione alle articolazioni di caviglia e ginocchio rispetto al gruppo di controllo, ma anche una migliore cinestesia alla caviglia rispetto ai nuotatori ed ai corridori. Il Tai Chi migliora anche la funzione propriocettiva degli arti superiori e potrebbe aumentare la cinestesia della spalla e ridurre la variabilità della forza di movimento.

Praticare il Tai Chi coinvolge i movimenti della testa e quindi stimola il sistema vestibolare. I pazienti con vertigini e disturbi dell'equilibrio, possono ottenere benefici con l'allenamento del Tai Chi. La funzione di equilibrio inizia a diminuire dalla mezza età, e diminuisce in età avanzata, aumenta così il rischio di cadute e lesioni. L'allenamento adatto può migliorare la funzione di equilibrio e prevenire cadute accidentali. Studi recenti hanno scoperto, che il Tai Chi, ha effetti favorevoli sull'equilibrio e la prevenzione delle cadute negli anziani.

Negli Stati Uniti ogni anno, oltre 800.000 persone hanno un ictus (ischemico o emorragico). Effetto dell'ictus è una significativa diminuzione della qualità della vita, determinata non solo da deficit neurologici ma anche da una compromissione della funzione cognitiva. È stato riportato che i pazienti colpiti da ictus, hanno ottenuto benefici dall'esercizio del Tai Chi, migliorando l'assorbimento del picco di ossigeno e riuscendo a percorrere distanze più lunghe. I pazienti con ictus solitamente hanno subito una compromissione dell'equilibrio e delle funzioni motorie; quindi, l'esercizio di Tai Chi può avere potenziali benefici nella riabilitazione.

La mobilità compromessa è comune tra i pazienti con malattia di Parkinson (PD). Per mantenere l'equilibrio durante l'attività motoria e cognitiva, sono necessari agilità e controllo dinamico. Comune nei pazienti con morbo di parkinson è la difficoltà nell'andatura, tremori, *freezing* e difficoltà nell'equilibrio che possono essere causa di cadute. Il Tai Chi può migliorare l'equilibrio, il senso cinestetico, la forza, quindi può essere prescritto come programma di riabilitazione sensomotoria in pazienti con PD. Inoltre, è stato osservato un miglioramento significativo nel camminare (50 *ft speed*) e nelle funzioni operative. Potrebbe ridurre i problemi di equilibrio nei pazienti con PD con capacità funzionale migliorata e cadute ridotte, e sembrerebbe essere un esercizio sicuro ed efficace per i pazienti con PD lieve-moderato.

La lesione cerebrale traumatica (TBI), è una malattia comune soprattutto nella popolazione maschile. La terapia fisica, per i pazienti con TBI, può migliorare le funzioni motorie dando più autonomia. Dall'analisi di alcuni studi è stato riportato che dopo 2 o 4 anni di allenamento, tutti i pazienti possono camminare senza assistenza, raramente cadono e si sentono più sicuri mentre camminano. Il paziente può condurre attività quotidiane in autonomia e persino ritornare alla guida di veicoli. Gli effetti dell'allenamento di Tai Chi nel breve periodo in pazienti con TBI, hanno dimostrato che dopo l'allenamento, la velocità nel camminare è aumentata del 21% e la flessibilità del tendine del ginocchio è aumentata del 28%; questi risultati possono essere attribuiti all'effetto di una facilitazione neuromuscolare durante la pratica del Tai Chi.

Oltre il 21% degli adulti negli Stati Uniti vive con malattie reumatologiche, in condizioni che influenzano le articolazioni e le ossa e causano dolori articolari cronici, gonfiore e rigidità. Gli studi hanno dimostrato che i pazienti con malattie reumatologiche, possono trarre beneficio dall'esercizio del Tai Chi. Sebbene il Tai Chi sia eseguito in una posizione di *semi-squat*, il dolore può essere prevenuto, perché la maggior parte dei movimenti del Tai Chi sono eseguiti in una catena cinematica chiusa e a velocità molto bassa. Tuttavia, i pazienti con artropatia, dovrebbero eseguire Tai Chi in posizione più alta, per prevenire eccessivo stress agli arti inferiori. Secondo una recente recensione, il Tai Chi potrebbe modulare fattori complessi e migliorare la salute nei pazienti con patologie reumatiche. Il Tai Chi può essere raccomandato a pazienti con artrite reumatoide, osteoartrite e fibromialgia, come approccio alternativo per migliorare il benessere.

L'artrite reumatoide (RA), è una malattia cronica sistemica e infiammatoria che colpisce il sistema muscolo-scheletrico. Il Tai Chi ha mostrato notevoli benefici per grado di movimento degli arti inferiori, migliorando la condizione fisica, la fiducia nel movimento, l'equilibrio, permettendo di provare meno dolore durante l'esercizio e nella vita quotidiana. Altri hanno sperimentato riduzione dello stress, maggiore consapevolezza del corpo e sicurezza nel movimento.

La Spondilite anchilosante (AS), è una malattia infiammatoria cronica dello scheletro assiale con coinvolgimento variabile delle articolazioni periferiche e strutture non articolari. Dopo il periodo di pratica, il gruppo di Tai Chi ha mostrato un miglioramento significativo nell'attività della malattia e flessibilità rispetto al gruppo di controllo e nessun effetto negativo associato alla pratica del Tai Chi è stata segnalato dai partecipanti.

La sindrome fibromialgica, è una condizione cronica caratterizzata da: dolore diffuso in più punti, sonno non rigenerante, affaticamento, disfunzione cognitiva, sintomi somatici complessi e scarsa qualità della vita. Un importante studio sul Tai Chi in pazienti con fibromialgia, ha evidenziato che l'allenamento di Tai Chi, ha mostrato miglioramenti nel punteggio totale del Fibromyalgia Impact Questionnaire (FIQ) e SF-36. Questo studio ha dimostrato che i pazienti con fibromialgia hanno beneficiato dell'allenamento del Tai Chi senza effetti collaterali. È stato anche riscontrato un miglioramento della mobilità, compreso l'equilibrio statico e quello dinamico, rigidità, dolore, stanchezza, ansia e depressione.

Il mal di schiena cronico (LBP), è una patologia molto diffusa, viene molto spesso trattata con terapia fisica e i pazienti affetti mostrano piccoli o moderati miglioramenti. Dopo l'allenamento di Tai Chi è stata mostrata una riduzione dei sintomi dolorosi della schiena e l'intensità del dolore si è ridotta; complessivamente i miglioramenti sono stati modesti e nella maggior parte dei pazienti non c'è stato un completo recupero, tuttavia fornendo benefici per la riduzione del dolore è stato ritenuto clinicamente utile per coloro che hanno LBP cronica.

La malattia muscolo-scheletrica, è una delle principali cause di disabilità lavorativa e di conseguente perdita di produttività nei paesi industrializzati. Il Tai Chi può essere utilizzato come un semplice intervento, da effettuare sul posto di lavoro, che può favorire il sistema muscolo-scheletrico senza l'utilizzo di particolari attrezzature. Uno studio eseguito su lavoratori che utilizzano il computer, ha mostrato un miglioramento significativo nella frequenza cardiaca, nella circonferenza della vita e nella forza di presa. Si è dedotto quindi che il Tai Chi è efficace nel migliorare il sistema muscolo-scheletrico.

L'esercizio fisico è la componente principale della riabilitazione cardiaca (CR) per pazienti con malattia coronarica (CHD). Il Tai Chi può essere usato nei programmi di CR, perché la sua intensità di allenamento, da bassa a moderata, può essere facilmente inserita nei gruppi di lavoro riabilitativo. Uno studio ha evidenziato che, dopo la riabilitazione, i soggetti che frequentavano il Tai Chi più CR avevano un migliore equilibrio, migliore salute fisica e auto-sufficienza rispetto a quelli che frequentavano solo CR.

L'ipertensione, è la forma più diffusa delle malattie cardiovascolari (CVD), che colpisce circa 1 miliardo di pazienti in tutto il mondo. L'ipertensione è un importante fattore di rischio per la malattia arteriosa coronarica, insufficienza cardiaca, ictus e malattia vascolare periferica. L'esercizio fisico regolare e il cambiamento dello stile di vita, sono il fulcro di raccomandazioni attuali per la prevenzione e il trattamento dell'ipertensione. Una revisione sistemica di studi clinici randomizzati ha indicato che l'esercizio aerobico ha ridotto significativamente la BP. Studi precedenti hanno dimostrato che, un programma di allenamento di TC potrebbe diminuire il BP sistolico e diastolico a riposo o dopo l'esercizio e nei pazienti ipertesi, mostra maggiore miglioramento. Nei pazienti con ipertensione, gli studi hanno dimostrato che l'allenamento del Tai Chi, potrebbe ridurre la pressione sistolica (range: -7mmHg a -32mmHg) e diastolica (da -2,4mmHg a -18mmHg). Negli studi sulle popolazioni senza problemi cardiovascolari o su persone sane, le diminuzioni variavano da -4mmHg a -18mmHg, nella pressione sistolica e da -2,3mmHg a -7,5mmHg, in pressione diastolica.

Per i pazienti con infarto miocardico acuto (AMI), sia il Tai Chi che l'esercizio fisico aerobico è associato a riduzioni significative della BP sistolica, ma la pressione diastolica è stata ridotta solo nel gruppo che praticava Tai Chi.

Il diabete mellito, è in rapida crescita ed è fattore di rischio per le malattie cardiovascolari. È stimato che 19,7 milioni di adulti americani hanno il diabete e la prevalenza negli Stati Uniti della popolazione adulta è del 38%. Precedenti studi hanno dimostrato che l'esercizio, dà benefici a coloro che hanno il diabete o ridotta tolleranza al glucosio. Risulta inoltre aumentato il numero dei recettori dell'insulina e la capacità di legami dei recettori dell'insulina. Per i pazienti diabetici obesi, l'allenamento di Tai Chi stile Chen, ha indotto un miglioramento significativo dell'indice di massa corporea, dei trigliceridi (TG), del colesterolo e delle lipoproteine ad alta densità (HDL-C); inoltre, il siero malondialdeide (indicatore dello stress ossidativo) e la proteina C-reattiva (indicatore di infiammazione), sono diminuite significativamente.

Dislipidemia o anomalie nel sangue di lipidi e lipoproteine, è un importante fattore di rischio di malattia cardiovascolare. Negli

Stati Uniti, il 26,0% degli adulti aveva ipercolesterolemia durante il periodo 1999-2006 e circa il 27% degli adulti aveva un livello di trigliceridi ≥150mg/dL tra il 2007 e il 2010. La prevalenza della dislipidemia aumenta con l'età e lo stile di vita occidentalizzato, ma il regolare esercizio fisico può migliorare questa tendenza. Una meta-analisi ha riportato una diminuzione significativa nel colesterolo totale (CT), colesterolo lipoproteico a bassa densità (LDL-C), trigliceridi e un aumento di HDL-C. Inoltre, il gruppo di Tai Chi ha anche mostrato una diminuzione significativa dell'insulina a digiuno e una diminuzione nel Homeostasis Model Assessment of insulin resistence index (HOMA), che è indice di miglioramento nella resistenza all'insulina.

L'infarto miocardico acuto, è la causa più comune di mortalità nei pazienti con malattia cardiovascolare, ma l'esercizio fisico può ridurre significativamente il tasso di mortalità. Il gruppo di Tai Chi, ha mostrato miglioramenti significativi nel picco di assorbimento di ossigeno e nella soglia di ventilazione.

L'insufficienza cardiaca (CHF), è caratterizzata dall'incapacità del cuore di trasportare sufficiente sangue ossigenato ai tessuti. CHF provoca anomalie nel metabolismo muscolo-scheletrico, nelle risposte neuro-ormonali, nelle funzioni vascolari e polmonari. L'esercizio fisico migliora le capacità funzionali dei malati con CHF, ciò è stato attribuito ad un aumento dell'ossidazione enzimatica muscolo-scheletrica e dalla densità mitocondriale. Precedenti studi hanno dimostrato che l'allenamento di Tai Chi a bassa intensità, ha procurato benefici ai pazienti con CHF. Dopo l'allenamento, il gruppo di Tai Chi ha avuto un miglioramento negli indici dei sintomi di insufficienza cardiaca e di depressione, maggiore, nel confronto con il gruppo di controllo.

La broncopneumopatia cronica ostruttiva (BPCO), è la quarta principale causa di mortalità negli Stati Uniti. I pazienti con BPCO sono a rischio per il basso livello di attività fisica, che conduce ad un aumento del morbo e della mortalità. L'efficacia dell'esercizio fisico nelle persone con BPCO è ben stabilita. La pratica di

TCC ha mostrato maggiori miglioramenti nella capacità di forza, nel volume della profondità di respirazione, resistenza per distanza percorsa e tasso di esacerbazione.

Il cancro è una delle principali cause di morte in tutto il mondo. L'esercizio è la terapia più sicura, e una terapia aggiuntiva può attenuare i comuni effetti collaterali correlati al trattamento tra i pazienti oncologici. L'esercizio ha effetti benefici sulla qualità della vita correlata alla salute (QOL), incluse le funzioni fisiche, sociali, e l'affaticamento. Il Tai Chi è stato segnalato per aver apportato benefici per le funzioni fisiche, emotive e neuropsicologiche in pazienti con cancro al seno, cancro ai polmoni e cancro gastrico.

Il Tai Chi può migliorare la qualità della vita regolando le risposte infiammatorie e altri biomarcatori associati agli effetti collaterali del cancro e dei suoi trattamenti farmacologici, ma su questo aspetto sono necessari ulteriori ricerche che dovranno coinvolgere un numero elevato di partecipanti per determinare l'optimum degli effetti del Tai Chi per i malati di cancro.

L'osteoporosi, è il più comune disturbo osseo, e si stima che 44 milioni di individui negli Stati Uniti di età superiore ai 50 anni, siano affetti da osteoporosi. L'esercizio fisico è un'efficace terapia per prevenire o ritardare lo sviluppo dell'osteoporosi. Alcuni studi hanno riportato che i praticanti di Tai Chi avevano una densità minerale ossea significativamente più alta rispetto alla tradizionale attività fisica a livello lombare della colonna, prossimale del femore e distale della tibia. È stato rilevata una perdita ossea generale nei praticanti il Tai Chi con un ritmo più lento.

1.3 L'osteoporosi

L'osteoporosi è la patologia più diffusa che colpisce il nostro sistema scheletrico; in presenza di osteoporosi si ha una ridotta massa ossea ed un deterioramento della microarchitettura del tessuto osseo, provocando così un aumento della fragilità, soprattutto di anca, vertebre, femore e polso. È una malattia, che può progredire per diversi anni, senza dare sintomi, fino al momento della diagnosi. Colpisce principalmente donne tra i 60 e gli 80 anni, ed è meno diffusa fra gli uomini. Non se ne conosce con esattezza la causa scatenante, ma sappiamo che è un disturbo che incide sul normale processo di rimodellamento osseo.

Il tessuto osseo, è una struttura soggetta a processi continui di distruzione-formazione, durante i quali operano due tipi di cellule: gli osteoclasti, deputati alla distruzione e gli osteoblasti, deputati alla ricostruzione. È un processo ciclico: gli osteoclasti corrodono la superficie dell'osso (asportando le strutture e formando delle piccole cavità) e gli osteoblasti la riempiono nuovamente depositando idrossiapatite calcica. Fino ai 40-45 anni di età questi processi portano ad un accumulo di materiale osseo, quindi il bilancio dei processi distruttivi e ricostruttivi è sostanzialmente uguale. Dopo i 45 anni circa, l'attività distruttiva è superiore a quella ricostruttiva, dando così inizio alla demineralizzazione ossea; è in base ai fattori con la quale si manifesta, che vengono classificate le diverse tipologie di osteoporosi.

Osteoporosi primaria di tipo I, solitamente si sviluppa nelle donne dopo i 50 anni, a causa del calo di produzione di estrogeni. Questo implica che il processo di distruzione prevale su quello di ricostruzione. C'è la possibilità che anche gli uomini soffrano di questa tipologia di osteoporosi, laddove vi è un basso livello di testosterone.

Osteoporosi di tipo II, definita "osteoporosi primaria senile" è strettamente collegata al naturale processo di invecchiamento. Con il passare degli anni la crescente diminuzione di osteoblasti, comporta una perdita nel tasso di remineralizzazione ossea, anche a causa della riduzione della vitamina D, che va ad incrementare le funzioni degli osteoblasti.

L'osteoporosi idiopatica, può manifestarsi sia nei bambini che negli adulti, sia maschi che femmine, ma essendo poco frequente non se ne conoscono bene i fattori scatenanti.

L'osteoporosi secondaria, è la forma meno sviluppata e di solito le cause che la provocano possono essere: di tipo endocrino (ipersurrenalismo, iperparatiroidismo, ipertiroidismo, ipogonadismo, iperprolattinemia, diabete mellito); di tipo farmacologico (prolungata assunzione di barbiturici, corticosteroidi, dilantina, eparina ecc.) e di altro genere (alcolismo, epatopatie, fumo di sigaretta, prolungata immobilizzazione, insufficienza renale cronica, sindrome da malassorbimento, broncopneumopatia cronica ostruttiva, artrite reumatoide, sarcoidosi, ecc.).

L'osteoporosi è una malattia silente, che non da alcun sintomo se non quando è già in atto; quando la diminuzione della densità ossea aumenta si possono avvertire forti dolori ossei ed iniziano a manifestarsi deformità di vario tipo, aumentando così la possibilità di andare incontro a fratture, che interessano generalmente il polso, l'anca e il femore. Ovviamente in presenza di osteoporosi le fratture non guariscono molto facilmente. Questa patologia può essere individuata attraverso esami clinici, diagnostici e attraverso un'attenta valutazione dei sintomi riscontrati dai pazienti.

L'osteoporosi viene studiata tramite test che misurano la densità ossea. La tecnica più utilizzata è la MOC: metodo DEXA (densitometria ossea con tecnica di assorbimento a raggi X), un tipo di analisi utile anche in fase preventiva. L'indagine densitometrica non è sufficiente per decretare con esattezza la presenza dell'osteoporosi primaria; anche se la DEXA evidenzia un quadro densitometrico ridotto rispetto ai normali valori, non si può parlare di osteoporosi primaria fin quando non vengono chiariti i dubbi, relativi alla presenza di condizioni in cui l'osteoporosi è una delle conseguenze (malattie di vario genere o trattamenti farmacologici). Per chiarire questi dubbi è necessario effettuare esami ematici e urinari, ponendo particolare attenzione a quei valori che ci aiutano a controllare i processi di formazione e di riassorbimento osseo.

Secondo le indicazioni dell'Organizzazione Mondiale della Sanità, rientrano nella norma tutti i soggetti in cui il T-score non è inferiore a -1; se i valori sono compresi tra -1 e -1,5 stiamo parlando di osteopenia iniziale; per valori compresi tra -1,6 e -2,5 si parla di osteopenia; se il T-score è uguale o inferiore a -2,5, e vi è assenza di fratture, la diagnosi è osteoporosi. Parliamo di osteoporosi severa se il T-score è uguale o inferiore a -2,5 e il soggetto ha subito una o più fratture atraumatiche oppure fratture per traumi di entità lieve.

I capisaldi per una più efficace prevenzione dell'osteoporosi sono: una corretta alimentazione, l'astinenza dal fumo che riduce la produzione di estrogeni, l'integrazione di calcio, un ridotto consumo di alcolici che interferiscono con l'assorbimento del calcio ed una regolare attività fisica. È opinione comune che l'attività fisica abbia un ruolo chiave nella prevenzione dell'invecchiamento dell'apparato scheletrico. Dalsky ci mostra come nelle donne, un'intensa attività fisica, che provoca una riduzione sostanziale della massa corporea e produce amenorrea secondaria, induce all'osteoporosi in età avanzata; ciò è dovuto al fatto che vi è un'interruzione della produzione di estrogeni che inibiscono il processo di demineralizzazione ossea.

I diversi trattamenti farmacologici a disposizione sono:

- calcitonina: ormone peptidico che agisce come inibitore dell'azione osteoclastica;
- bifosfonati (alendronato, risendronato, ibandronato e zoledronato) o difosfonati: agiscono come inibitori sull'azione distruttiva degli osteoclasti;
- modulatori selettivi dei recettori per gli estrogeni (tamoxifene e aloxifene) (SERMs): sono farmaci che hanno un'azione estrogenica in determinati tessuti e un'azione antiestrogenica in altri, quindi il loro utilizzo va preso in considerazione valutando bene il rapporto rischi/benefici;
- ormone paratiroideo: farmaco che solitamente viene somministrato alle donne in post-menopausa che tende a ridurre le fratture a carico della colonna vertebrale;
- terapia ormonale sostitutiva (TOS): tende ad integrare la carenza di estrogeni che non vengono più sintetizzati dal corpo

femminile;

- teriparatide: farmaco che aumenta il numero degli e osteoblasti e ne incrementa l'attività. È stato scoperto grazie all'ingegneria genetica: è una parte del paratormone, l'ormone di cui l'organismo si avvale per stimolare la produzione di osso. Viene somministrato ai pazienti con iniezioni quotidiane per circa 18 mesi; al termine di questo periodo i pazienti più a rischio devono proseguire con l'assunzione della consueta terapia farmacologica.

La possibilità di ammalarsi di osteoporosi dipende dal picco di massa ossea (che corrisponde al massimo grado di densità e quindi, di resistenza ai traumi); si raggiunge tra i 20 e i 30 anni e in seguito, dalla rapidità con cui questa si distrugge. Maggiore è il picco di massa ossea, maggiore è la quantità di tessuto osseo "di riserva", e meno probabilità si hanno di ammalarsi di osteoporosi in età avanzata. Il picco di massa ossea è maggiore nell'uomo rispetto alla donna. Diversi e non tutti noti, sono i fattori che contribuiscono al suo raggiungimento. Tra questi, estrema importanza ha il normale processo di accrescimento, laddove i ritardi di crescita sono spesso associati a un ridotto patrimonio di mineralizzazione ossea.

Il raggiungimento di una massa ossea ottimale è certamente influenzato da fattori genetici ed ereditari: i figli di genitori con un adeguato patrimonio di massa ossea, raggiungono di solito, un buon picco di densità scheletrica, mentre i figli di genitori affetti da osteoporosi sono maggiormente a rischio di sviluppare fratture osteoporotiche. Una progressiva perdita di massa ossea inizia a verificarsi dopo i 40 anni e continua, per tutta la vita. Nell'uomo, questa diminuzione è dello 0,5-1,0% annuo, mentre nella donna, con la comparsa della menopausa, si verifica una brusca accelerazione della velocità di perdita, che si aggira, intorno all'1-3% per anno. Un altro importante fattore è costituito dalla progressiva riduzione dovuta all'età, dall'apporto e dall'assorbimento intestinale di alcuni nutrienti importanti, come il calcio e la vitamina D.

La forza delle ossa dipende dalla loro dimensione e dalla densità; la densità, a sua volta, dipende dalla quantità di calcio, fosforo e altri minerali contenuti nelle ossa. In caso di osteoporosi le ossa contengono meno minerali del normale e sono quindi meno forti, finendo, con il tempo, per perdere anche la struttura interna di supporto.

L'esercizio fisico può aiutare a costruire ossa più forti e a rallentare il processo che porta all'osteoporosi. L'attività fisica, indipendentemente da quando si inizia, fa sempre bene alle ossa, però si ottengono maggiori benefici se iniziata da giovani e continuata regolarmente per tutta la vita.

Capitolo 2

2.1 Il Tai Chi e la densità minerale ossea

Diversi studi effettuati, hanno soddisfatto il principio fondamentale che li ha guidati, ovvero quello per il quale la pratica di Tai Chi (TC) ha effetti benefici sulla densità minerale ossea (BMD) e nella prevenzione dell'osteoporosi; inoltre ci dicono, che può essere una misura preventiva ed efficace anche dal punto di vista economico, considerando il risparmio sulle spese medico-sanitarie in caso di patologie.

Sono stati osservati significativi miglioramenti nella BMD, nei soggetti che avevano praticato TC rispetto a quelli che non lo avevano praticato. Alcuni di questi studi, non hanno prodotto risultati particolarmente interessanti, ma ciò è stato attribuito al periodo troppo breve di durata della pratica; quindi questi effetti benefici sono meglio osservati nei soggetti che praticano TC da molto tempo. Sembra che dal tempo di pratica del TC possa dipendere l'effetto prestativo, e per migliorare la BMD è richiesto un periodo di pratica più lungo. L'effetto benefico del TC sulla BMD può essere clinicamente tradotto in attività riabilitativa e secondariamente in termini di prevenzione. È stato accertato che contribuisce alla stabilità posturale e alla flessibilità dell'individuo, e si è visto anche che, rispetto ai comuni esercizi di *stretching* ed alla fisioterapia convenzionale, ha una maggiore efficacia nel prevenire il rischio di cadute.

È stato osservato come i praticanti di TC hanno ottenuto miglioramenti nell'equilibrio funzionale, nelle prestazioni fisiche, ed hanno sensibilmente ridotto la loro paura di cadere; in loro, l'indebolimento dell'equilibrio è dovuto alla riduzione del tempo di pratica; quindi il TC deve essere praticato regolarmente, per periodi a lungo termine, per mantenere i benefici ad esso associati.

La pratica del TC, ha mostrato di portare benefici anche alle funzioni cardiorespiratorie ed è risultato essere di importante impatto positivo, anche per la pressione sanguigna e per il profilo lipidico. La pressione sanguigna sistolica e diastolica, così come il livello di colesterolo totale, risultano sostanzialmente diminuiti.

Grazie alla moltitudine di benefici ottenuti attraverso la regolare pratica del TC, milioni di persone in tutto il mondo stanno praticando questa attività.

2.2 Tai Chi come trattamento dell'osteoporosi

L'osteoporosi, è una malattia caratterizzata da una ridotta massa ossea e da un deterioramento del tessuto osseo, che porta ad una maggiore fragilità delle ossa e ad un conseguente aumento del rischio di fratture. È il maggior problema di salute su scala locale e globale; in tutto il mondo una donna su tre, di età superiore ai 50 anni, soffre di osteoporosi. Clinicamente l'osteoporosi viene diagnosticata in base alla BMD e questa è una risultanza di fattori sia genetici che ambientali. La frattura osteoporotica, una frattura sproporzionata causata da una forza che si verifica dopo una caduta, escludendo altre cause, è influenzata da fattori di rischio sia dell'osteoporosi che della caduta stessa.

Negli ultimi 25 anni, il TC è diventato sempre più popolare ed ha ottenuto un riconoscimento a livello mondiale per i suoi benefici per la salute. In particolare, viene studiato per valutare l'impatto che esso ha sulla BMD in pre e post-menopausa.

Dalle pubblicazioni che trovano un effetto statisticamente significativo del TC sulla BMD, sono stati effettuati confronti tra soggetti sedentari e praticanti di TC.

In uno studio trasversale (Qin, et al., 2005) che ha coinvolto 99 soggetti, uomini e donne, è stato riscontrato che tra le donne in post-menopausa da molto tempo, coloro le quali praticavano regolarmente TC per più di 3 ore a settimana e per un periodo superiore a 3 anni, le misurazioni DEXA (dual X-ray absorptiometry) della BMD erano significativamente più alte.

In un altro studio (Qin, et al., 2002), hanno preso in esame 31 donne in post-menopausa (53,8 anni di media), di cui 16 in menopausa da molto tempo. Le donne che praticavano regolarmente TC per più di 3,5 ore a settimana da 4 anni hanno mostrato una BMD significativamente più alta, misurata da DEXA, a livello della colonna lombare e su tre punti del femore prossimale (collo del femore, regione intertrocanterico e triangolo di Ward).

La più grande differenza rilevata è stata del 14,8%, al triangolo di Ward (pZ 0,021).

Tuttavia, la DEXA ha mostrato risultati incoerenti attraverso i due gruppi, senza una chiara tendenza. Forse, perché il periodo di *follow-up* era stato troppo breve e quindi i cambiamenti tra i due gruppi erano troppo esigui per essere rilevati dalla DEXA. È possibile che questo intervento fosse semplicemente troppo breve per poter misurare gli effetti sulla BMD. Pertanto, per ottenere un miglioramento della BMD e prevenire l'osteoporosi, viene suggerito che, la durata dell'intervento del TC dovrebbe superare le 185 ore (cinque volte di più di quelli senza miglioramento significativo della BMD 36 ore), per una durata complessiva non inferiore a 12 mesi (tre volte superiore rispetto a quella senza miglioramento, 4 mesi). Sono però necessari ulteriori studi, per verificare la durata esatta di pratica del TC, necessaria per il miglioramento della BMD.

L'effetto del TC sulla BMD, può avere un'incidenza importante soprattutto sul sesso femminile. Gli autori di alcuni studi, postulano che gli effetti specifici sul sesso, potrebbero essere dovuti ad un più alto grado di attività fisica nei partecipanti di sesso maschile, e quindi l'intensità di esercizio di TC è insufficiente per indurre cambiamenti significativi nel metabolismo osseo di questo gruppo.

Ci sono alcune limitazioni negli studi recensiti; non è noto se gli interventi sono stati effettuati da pazienti da soli, sotto supervisione o con l'ausilio di istruttori qualificati. Nel caso in cui non vi fosse stata, né supervisione, né supporto di personale qualificato, allora non vi sarebbe stata conformità nella tecnica di TC appresa dai partecipanti, quindi la qualità dell'intervento del TC potrebbe essere stata influenzata, attenuando così i potenziali benefici del TC sulla BMD.

2.3 Tè verde, calcio e vitamina D

Il TC può avere un effetto sinergico, se usato con i polifenoli presenti nel tè verde (GTP) o con integratori di calcio. Il TC in combinazione con GTP, sembra migliorare la salute delle ossa e la possibilità di prevenire l'osteoporosi.

I risultati di alcuni studi hanno mostrato che il TC in combinazione con il supplemento di polifenoli del tè verde aumenta la formazione ossea e/o riduce la perdita ossea. Questo ci suggerisce, che vi è un effetto sinergico tra TC e GTP sull'aumento della densità minerale ossea, ma sono necessari ulteriori studi per confermarlo.

In uno studio (Mao, 2009), condotto su 80 donne in postmenopausa, è stato scoperto che il TC, in combinazione con l'assunzione di un integratore di calcio per via orale, migliorava notevolmente la BMD. Nei pazienti affetti da osteoporosi e osteopenia, è stata trovata, una differenza significativa nella BMD dopo 24 settimane di trattamento di TC associato all'assunzione di Caltrate D, rispetto al solo utilizzo di Caltrate D. È stato preso in esame, un gruppo di donne in postmenopausa con osteopenia; queste hanno assunto polifenoli del tè verde (GTP) come supplemento all'allenamento di TC per 6 mesi. Sono stati misurati biomarcatori del *turnover* osseo, metabolismo del calcio e la forza muscolare.

Questo studio ha dimostrato che l'interazione tra GTP e TC, esercita un aumento dei biomarcatori della formazione ossea e migliora il tasso di *turnover* osseo. Inoltre, la pratica del TC aumenta la produzione dell'ormone paratiroideo nel sangue. L'integrazione di GTP agli esercizi di TC, in combinazione tra loro, hanno migliorato la forza muscolare nelle donne in postmenopausa con osteopenia.

L'osteoporosi, è una malattia ossea degenerativa, caratterizzata da bassa intensità di massa ossea e da un deterioramento microstrutturale del tessuto osseo, con conseguente fragilità e aumento del rischio di fratture, in particolare dell'anca, della colonna vertebrale e del polso. Le donne in postmenopausa. hanno una probabilità di sviluppare quattro volte di più l'osteoporosi rispetto agli uomini, a causa di una diminuzione del livello di estrogeni dopo la menopausa causata da una diminuzione della densità minerale ossea (BMD) e del deterioramento microstrutturale osseo.

Gli studi (sia trasversali che retrospettivi), hanno dimostrato che il tè verde e i suoi componenti bioattivi possono giovare alla salute delle ossa, mantenendo la BMD e riducendo il rischio di fratture (Wu, Yao, Lu, Wu, & Chang, 2002).

Gli studi sugli animali, hanno anche dimostrato, che gli effetti osteo-protettivi del tè verde e dei suoi componenti bioattivi, possono essere mediati attraverso il potenziamento dell'attività osteoblastica, reprimendo l'attività osteoclastica nel rimodellamento osseo.

I polifenoli del tè verde (GTP, estratto di tè verde), hanno mostrato effetti osteo-protettivi, diminuendo lo stress ossidativo, aumentando l'attività di enzimi antiossidanti e diminuendo l'espressione dei mediatori proinfiammatori, in vari modelli di perdita ossea nei roditori. Inoltre, sempre nei roditori, è stato dimostrato che l'estratto di tè verde, ha migliorato la funzione muscolare e la combinazione tra la catechina del tè con l'esercizio del *tapis roulant,* ha dato un'attenuazione della degenerazione correlata all'invecchiamento nelle prestazioni fisiche.

Tuttavia, le informazioni disponibili sull'effetto protettivo, dato dal consumo di tè o dalle sue componenti bioattive (cioè GTP), sulla salute muscolo-scheletrica nelle donne in post-menopausa, sono ancora limitate; questo argomento così importante necessita pertanto di ulteriori studi.

Per studiare in maniera più approfondita gli effetti dell'integrazione di TC, calcio e Vitamina D, sono stati effettuati alcuni studi dove tutti i soggetti partecipanti, sono stati trattati quotidianamente con supplemento di calcio e vitamina D.

Secondo i dati riportati, l'assunzione media di calcio per il nostro *target* di popolazione, era circa di 700-800mg al giorno. Successivamente, oltre i 500mg di calcio forniti dallo studio, i soggetti presi in esame, avrebbero preso 1.200-1.300mg di calcio in più al giorno, rispetto alla dose raccomandata (RDA) (1.200 mg). Allo stesso modo, per l'integrazione di vitamina D, tutte le persone hanno ricevuto la RDA totale di vitamina D, dopo quella ricevuta dalla dieta e dall'esposizione al sole. Un'adeguata assunzione di calcio e vitamina D, è essenziale per le attività ossee al fine di studiare l'effetto degli integratori alimentari e dell'esercizio sulla salute delle ossa. L'aumento del rapporto BAP/TRAP nel gruppo placebo può essere dovuto all'integrazione di calcio e vitamina D.

Il PTH, svolge un ruolo chiave nei cambiamenti dei marcatori ossei, ed ha dimostrato di giocare un duplice ruolo nello scheletro, anabolico e catabolico, in termini di stimolazione di osteoblasti e differenziazione, numero e attività dell'osteoclasto. La somministrazione continua di PTH, può indurre la perdita ossea ed è stato dimostrato che la sua somministrazione intermittente, aumenta il volume dell'osso spongioso, probabilmente a causa di un effetto stimolante dei fattori di crescita locali, come fattori di crescita insulinica simili e fattori di crescita trasformanti beta.

Nel presente studio, troviamo risultati con un più alto livello di PTH nel siero, rispetto al gruppo di esercizio del TC osservato a 1 e 3 mesi nelle donne osteopeniche in post-menopausa; questi risultati concordano con studi precedenti che differiscono nelle forme di esercizio, incluso il TC, correlate ad un aumentato livello sierico di PTH. Inoltre, si nota come dopo 6 mesi, non vi era alcuna differenza nel cambiamento di PTH rispetto all'inizio, probabilmente perché le cellule ossee, potrebbero essersi adattate agli stimoli (assunzione di GTP o esercizio di TC nel presente studio), dopo un lungo periodo di tempo. Non è chiaro perché l'esercizio di TC abbia comportato un PTH sierico più elevato a 1 e 3 mesi e in che modo tali aumenti transitori nel PTH sierico, influenzano la qualità dell'osso.

La perdita di estrogeni e l'inattività fisica, sono stati considerati importanti contributi alla perdita di massa muscolare e di forza, nelle donne in post-menopausa. Studi recenti hanno suggerito che, le donne in post-menopausa con massa muscolare magra inferiore o bassa forza alle gambe e al tronco, sarebbero a più alto rischio di osteoporosi; questo dovrebbe essere un obiettivo per le misure preventive. I risultati attuali hanno mostrato che dopo 6 mesi di integrazione GTP, esercizio di TC, o del loro intervento combinato, la forza muscolare statica della gamba/resistenza nelle donne osteopeniche in post-menopausa, sono migliorate significativamente.

L'estratto di tè verde ha dimostrato di migliorare la salute dei muscoli, riducendo o ritardando la necrosi muscolare nei topi MDX, un modello di distrofia muscolare. Studi recenti hanno dimostrato che, l'intervento del tè verde combinato all'esercizio fisico, riduce la degenerazione, correlata all'invecchiamento, nelle prestazioni fisiche e nell'energia del metabolismo, migliorando la funzione mitocondriale nel muscolo scheletrico dei topi (Shen, et al., 2007) e migliorando la capacità di resistenza dei topi MDX maturi, probabilmente a causa di un aumento dei lipidi dell'apparato muscolo-scheletrico, dovuto all'ossidazione dell'estratto di tè verde insieme all'esercizio (Murase, Haramizu, Shimotoyodome, Nagasawa, & Tokimitsu, 2005).

Inoltre, l'esercizio di TC, migliora la forza muscolare e questo è supportato da altri studi, che segnalano che, i praticanti abituali di TC avevano una forza muscolare e una capacità di resistenza migliori rispetto a quelli del gruppo di controllo sedentario, probabilmente perché i movimenti di TC degli arti inferiori, richiedono più attenzione ai dorsiflessori della caviglia, estensori del ginocchio e attivazione del muscolo del ginocchio. Pertanto, l'esercizio fisico di TC, può fornire protezione ossea, migliorando la funzione neuromuscolare nelle donne in post-menopausa e potrebbe esserci un'interazione tra calcio e trattamenti (GTP e/o TC). Di conseguenza, la BMD, non può essere giustificata come risultato nell'attuale studio a breve termine, in cui non ci si aspettavano cambiamenti nella BMD rilevabile, sebbene la BMD sia considerata più strettamente correlata alle implicazioni cliniche dei trattamenti rispetto ai biomarcatori misurati. Inoltre, è stato notato che nel presente studio, gli effetti di GTP e di TC sui biomarcatori ossei, erano transitori e in nessuno dei due, le modifiche erano significative dopo i 6 mesi. È quindi raccomandato, uno studio a lungo termine per misurare la BMD come risultato primario usando la DEXA.

La valutazione della microstruttura ossea comprendente la BMD volumetrica, l'indice sforzo-deformazione e la geometria ossea, utilizzando la tomografia computerizzata quantitativa avanzata (pQCT), può ulteriormente chiarire l'impatto clinico dell'integrazione GTP, dell'esercizio di TC e della loro combinazione nel trattamento. L'integrazione di GTP, l'esercizio di TC e la combinazione di tutti e due, hanno migliorato la forza muscolare nelle donne in postmenopausa con osteopenia.

Nel complesso, è stato dimostrato che il TC, combinato con il supplemento di calcio, migliora la BMD e riduce perdita ossea nell'osteoporosi e nelle donne in postmenopausa.

In futuro, sono previste ulteriori ricerche per indagare sugli effetti della combinazione del TC con diverse dosi di integratori di calcio. In futuro, oltre ai GTP ed ai supplementi di calcio, deve essere studiata in maniera più approfondita, l'efficacia del TC in combinazione con agenti antiosteoporotici, come i bisfosfonati.

2.4 GPT e rapporto BAP/TRAP

La pratica del TC, definito come un esercizio per la mente e per il corpo, con attività fisica muscolare prevalentemente aerobica, ha dimostrato il suo potenziale a beneficio della salute muscolo-scheletrica in termini di decelerazione della perdita ossea, preservando la BMD o migliorando la funzione neuromuscolare. Sulla base di questi risultati, l'obiettivo è quello di valutare: l'effetto dell'integrazione di GTP e dell'esercizio di TC sui marker sierici del *turnover* osseo, il metabolismo del calcio e la forza muscolare nelle donne osteopeniche in post-menopausa. L'ipotesi, è che l'assunzione di GTP e l'esercizio di TC, da soli e in combinazione, aumenterebbero la formazione ossea, la riduzione del riassorbimento osseo, migliorerebbero il metabolismo del calcio e la forza muscolare, nelle donne in post-menopausa con ridotta massa ossea.

In uno studio, i parametri del risultato primario, includevano un biomarcatore di formazione ossea (fosfatasi alcalina ossea specifica, BAP) e un biomarcatore di riassorbimento osseo (fosfatasi acida resistente al tartrato, TRAP); mentre i parametri del risultato secondario, includevano i parametri del metabolismo del calcio come l'ormone paratiroideo (PTH), siero e calcio urinario (Ca), fosfato inorganico (Pi), creatinina e valutazione della forza muscolare. La dimensione minima del campione, per la valutazione delle misure di risultato primario, è stata calcolata in base ai dati di biomarcatori ossei, ricavati da studi precedenti. I valori delle misurazioni di base, per il gruppo di controllo (placebo) e per i gruppi di intervento (GTP, Placebo+TC, GTP+TC), erano gli stessi di quello dello studio precedente. Ci si aspettava, che i gruppi di intervento, subissero alcune variazioni percentuali dalle visite di *follow-up*, mentre ci si aspettava che il gruppo placebo, non mostrasse cambiamenti durante lo studio. E' stato ulteriormente presupposto che la correlazione tra la *baseline* e le misurazioni di *follow-up* fosse 0.85 e la correlazione tra le misurazioni di *follow-up* fosse 0,90.

L'analisi della valenza dei risultati, ha mostrato che, la dimensione del campione che fornisce una valenza di circa 0,85-0,90 e α=0,05 per determinare le differenze nelle misure di risultato primario, era di 120 partecipanti. Le donne in post-menopausa, per partecipare a questo studio, sono state reclutate principalmente attraverso volantini, TV locali, radio, giornale, centri comunali e cliniche. È stato pubblicato il protocollo di studio completo (Shen, et al., 2009), dove è indicata, solo una breve descrizione di 315 potenziali candidati partecipanti che hanno mostrato interesse e volontà di partecipazione, ne sono stati reclutati 171 dopo uno *screening* in base ai criteri di inclusione ed esclusione.

I criteri di inclusione erano:

1. Donne in post-menopausa (almeno 2 anni dopo la menopausa), con osteopenia (media della colonna lombare e/o dell'anca, BMD T-score tra 1 e 2,5 standard deviazione (SD) al di sotto del normale giovane sex-matched areal BMD del database di riferimento).
2. Normali funzioni della tiroide, del fegato e dei reni.
3. Siero fosfatasi alcalina, siero e calcio urinario Ca e fosfato inorganico Pi entro i limiti normali.
4. Siero di 25 idrossi-vitamina D [25 (OH) D] ≥20ng/mL.

Le donne sono state escluse se:

1. Presentavano una condizione di malattia o erano in trattamento con farmaci noti per gli effetti sul metabolismo osseo.
2. Avevano avuto una storia di cancro, tranne per il trattamento superficiale basale o carcinoma a cellule squamose della pelle.
3. Avevano avuto malattie intercorrenti incontrollate o condizioni fisiche per le quali sarebbe controindicato l'esercizio fisico.
4. Avevano avuto la depressione, menomazione cognitiva.
5. Non erano disposte ad accettare la randomizzazione.

Lo studio è stato approvato dalla Texas Tech University Health Sciences Center Istitutional Review Board. Per assicurare una distribuzione omogenea tra i gruppi di trattamento, i 171 partecipanti, sono stati stratificati da uno schema di randomizzazione fisso basato sull'età (≥65 o <65 anni), abitudine al consumo di tè verde (sì o no), uso corrente del trattamento sostitutivo con estrogeni/ormoni (sì o no) e assegnati in modo casuale a un gruppo placebo, GTP, Placebo+TC o GTP+TC. I partecipanti del gruppo placebo e placebo+TC, hanno ricevuto due capsule contenenti complessivamente 500mg di amido medicinale al giorno (una capsula ingerita dopo la colazione e l'altra dopo cena). I partecipanti dei gruppi GTP e GTP+TC, hanno ricevuto due capsule contenenti un totale di 500mg di GTP al giorno (una capsula ingerita dopo colazione e l'altra dopo cena). L' amido medicinale e le capsule di GTP sono state fornite da Zhejiang Yuxin Pharmaceutical Co., Ltd., China (NUMERO US FDA IND 77,470); il GTP era puro al 99,25%, con il 6,5% di epigallocatechina-3-gallato (EGCG), 21,25% di epigallocatechina (ECG), 10% di epicatechina (EC), 7,5% di epicatechina-3-gallato (EGC), 9,5% di gallocatechina gallato (GCG) e 4,5% di catechina. Inoltre, durante l'intervento di 6 mesi, tutti i partecipanti hanno ricevuto un'integrazione di calcio elementare 500mg e 200 UI di vitamina D (come colecalciferolo), al giorno.

I partecipanti che sono stati randomizzati nei gruppi TC (Placebo+TC e GTP+TC), dovevano partecipare a tre lezioni di TC da 1 ora ogni settimana, per 6 mesi. In ciascuna sessione, oltre a 10 minuti di riscaldamento all'inizio e 5 minuti di esercizi di defaticamento alla fine, la *routine* di TC semplificato dello stile Yang, forma 24 movimenti, è stata ripetuta sei volte durante i 45 minuti di allenamento, alla velocità standard di circa 7 minuti per *routine*. Essa consiste in 24 movimenti eseguiti lentamente e delicatamente, durante la cui esecuzione, la respirazione è profonda e la mente è concentrata come se meditasse. Ai gruppi placebo e GTP, è stato chiesto di continuare con i loro livelli di attività fisica abituale durante tutto il periodo dello studio.

Al momento dell'iscrizione sono stati raccolti i dati di anamnesi: livello di attività fisica, depressione (umore) e funzione cognitiva. Il livello di attività fisica è stato valutato con Godin Leisure Time Exercise Questionnaire. Il livello di depressione è stato valutato con il punteggio Yesavage Self-rated Geriatric Depression. La funzione cognitiva è stata valutata con Mini-Mental State Examination. La BMD è stata misurata all'inizio, per finalità di *screening,* mediante assorbimetria a raggi X a doppia energia (Norland Excel X-Ray Bone Densitometer).

All'inizio, durante il primo, il terzo ed il sesto mese, sono stati raccolti campioni di sangue e di urina dopo il digiuno notturno. Tutti i risultati sono stati misurati all'inizio, al primo, al terzo ed al sesto mese, eccetto per la valutazione della forza muscolare, (misurata all'inizio, al terzo, ed al sesto mese). Inoltre, a 3 e 6 mesi, è stata monitorata qualsiasi variazione del livello di attività fisica abituale, durante tutto il periodo di studio. La conformità degli agenti di studio GTP o placebo, è stata determinata come la quantità di capsule realmente ingerita, diviso il numero che doveva essere ingerito durante il periodo di studio. Inoltre, per monitorare la funzionalità epatica, sono state valutate mensilmente le attività di aspartato aminotransferasi (AST) e alanina aminotransferasi (ALT), nel siero.

I livelli sierici di BAP, sono stati misurati mediante immunodosaggio enzimatico (Quidel Corporation, San Diego, CA, USA), con CV intra- e inter-saggio inferiore al 5,2% e 5,0%, rispettivamente. I livelli sierici di TRAP, sono stati misurati con la misurazione degli enzimi di immunocapstura (Quidel Corporation) con CV intra- e inter-saggio inferiore a 2,2% e 3,0%, rispettivamente. Sono stati effettuati prelievi di laboratorio e per l'analisi sono stati utilizzati parametri di chimica urinaria, compreso il siero 25 (OH) -D, ormone stimolante la tiroide (TSH), intatto PTH, AST, ALT, Ca, Pi e creatinina così come Ca, Pi e la creatinina è stata analizzata da un laboratorio diagnostico certificato (Quest Diagnostic Laboratory, Dallas, TX, USA).

Per valutare la forza statica della gamba e la sua resistenza, è stato utilizzato il *wall-sit test*, indicato anche come *wall-slide test*, in particolare per i quadricipiti e per gli estensori dell'anca. Tutte le variabili sono state espresse come media ± deviazioni standard (SD) o errore standard della media (SEM), se non diversamente indicato. La significatività statistica, è stata impostata al livello di p<0,05. Le analisi statistiche dei dati, sono state eseguite utilizzando SPSS versione 17.0 (SPSS Inc., Chicago, IL, USA). Differenze nelle caratteristiche di base tra i gruppi, incluse le informazioni demografiche (ad es. età e salute generale), sono state valutate da ANOVA. Le percentuali sono cambiate nel rapporto BAP/TRAP sierico e nel PTH sierico [(intervento post valore basale)/valore di base × 100%], per ciascun gruppo.

L'appartenenza al gruppo (Placebo, GTP, Placebo+TC o GTP+TC), è la principale variabile indipendente (i.e., fattore). È stata utilizzata ANCOVA, per determinare gli effetti principali dell'assunzione di GTP, esercizio di TC e la loro interazione sui risultati primari e secondari all'inizio, al primo, al terzo ed al sesto mese. Sono stati condotti confronti *post hoc* (aggiustamento Bonferroni), per confrontare la differenza di risultato individuale tra i quattro gruppi. Un modello misto di ANOVA (vale a dire, un modello di misure ripetute che include anche una variabile fattore in SPSS), è stato eseguito per esaminare l'impatto dell'intervento, il tempo e la loro interazione sui risultati primari e secondari. Il fattore tra i soggetti è l'appartenenza al gruppo (tipo di intervento ricevuto) e il fattore tempo tra i soggetti (tre punti di misurazione).

Sono stati reclutati 171 soggetti, 150 dei quali hanno completato lo studio. Sette partecipanti (16%) appartenenti al gruppo placebo, otto (17%) al gruppo GTP, cinque (12%) al gruppo Placebo+TC e uno (3%) nel gruppo GTP+TC, che si è ritirato prima della fine dello studio, a causa di caduta accidentale a casa (un soggetto), trasloco (due soggetti), conflitti temporali (sei soggetti), perso al *follow-up* (cinque soggetti) e perdita di interesse (sette soggetti). Tra i soggetti che si sono ritirati dallo studio e quelli che lo hanno completato non è stata rilevata nessuna differenza statisticamente significativa su qualsiasi parametro. Sulla base dei risultati del conteggio delle pillole, il tasso di conformità è stato dell'89% per entrambi i gruppi GTP e placebo. Il tasso di adesione per le lezioni di TC era dell'83%. Durante lo studio, né l'integrazione di GTP né l'esercizio di TC hanno alterato l'attività del siero ALT e AST (indicatori di funzione del fegato).

Sui dati dei biomarcatori del *turnover* osseo, One-way ANOVA non ha rivelato differenze significative tra i quattro gruppi all'inizio in termini di BAP e siero TRAP ($p>0,05$), mentre sui risultati two-way ANCOVA, sono stati trovati significativi effetti principali dell'assunzione GTP e l'esercizio TC sulla BAP sierica.

Nei Gruppi GTP (GTP e GTP+TC), i valori BAP erano più alti a 1 mese ($p=0,03$), mentre nei gruppi TC (Placebo + TC e GTP+TC), avevano valori BAP più alti a 3 mesi ($p=0,04$) (Tabella 2). Tuttavia, né l'integrazione GTP né l'esercizio TC hanno avuto alcun effetto sui livelli sierici di TRAP (biomarcatore del riassorbimento osseo), in qualsiasi momento ($p>0.05$). Non sono stati osservati cambiamenti nel siero BAP e TRAP a causa di TC e GTP a 6 mesi. Non è stato osservato alcun effetto di interazione tra l'integrazione di GTP e l'esercizio TC in BAP e TRAP sierica, in qualsiasi momento. I singoli valori dei biomarcatori ossei, nei gruppi GTP (gruppi GTP e GTP+TC), hanno dimostrato di essere più elevati per la variazione percentuale nel rapporto BAP/TRAP a 3 mesi, rispetto ai gruppi non GTP (gruppi Placebo e Placebo+TC) ($p=0,011$).

Gruppi di esercizi TC (Placebo+TC e GTP+TC), hanno anche dimostrato valori più alti per la variazione percentuale in rapporto BAP/TRAP a 6 mesi, rispetto ai gruppi non TC (gruppi Placebo e GTP) ($P=0,011$). Non è stato osservato, in nessun momento, alcun effetto di interazione tra GTP e TC sulla variazione del rapporto BAP/TRAP.

One-way ANOVA ha mostrato, che non c'era alcuna differenza significativa tra i quattro gruppi di trattamento nel siero e nel Ca e Pi urinario all'inizio. Né GTP, né TC, hanno influenzato il calcio sierico/urinario, il fosfato inorganico o la creatinina. Non c'era alcuna differenza significativa tra tutti e quattro i gruppi all'inizio ($p>0,05$).

Two-way ANCOVA ha mostrato che l'esercizio TC (gruppi Placebo+TC e GTP+TC), ha indotto un aumento significativo della variazione percentuale dei livelli di PTH nel siero a 1 mese ($p=0,009$) e a 3 mesi ($p=0,035$), rispetto a quelli dei gruppi non TC (placebo e gruppi GTP). Non è stata osservata alcuna interazione tra l'assunzione di GTP e l'esercizio di TC, nel cambiamento dei livelli sierici intatti di PTH.

All'inizio, l'analisi one-way ANOVA, non ha rilevato alcuna differenza nella forza statica della gamba/resistenza misurata mediante *wall-sit test,* tra i quattro gruppi di trattamento. Basato sull'analisi one- way ANOVA, a 6 mesi, il gruppo placebo non ha mostrato alcun cambiamento statisticamente significativo della forza muscolare, mentre tutti e tre i trattamenti (GTP, Placebo+TC e GTP+TC), sono migliorati in modo significativo nella forza statica della gamba/resistenza dei partecipanti, con una durata di tempo maggiore sulla seduta al muro ($p<0,001$ per il gruppo Placebo+TC, $p <0,001$ per il gruppo GTP e $p=0,001$ per il GTP+Gruppo TC).

Il presente studio è di estrema importanza, perché è il primo a valutare l'integratore GTP e l'esercizio di TC, per i loro effetti individuali e congiunti sui biomarcatori del *turnover* osseo, sul metabolismo del calcio e sulla forza muscolare nelle donne in post-menopausa con osteopenia. Sono stati osservati elevati livelli di BAP nei gruppi GTP e TC. Nel gruppo con integrazione di GPT, dopo un mese, sono stati osservati valori più alti di BAP, indicatore di aumento della formazione ossea. Questa scoperta, sembra essere coerente con il precedente studio sugli animali, dove l'integrazione di GTP, ha migliorato l'attività di formazione dell'osso nei ratti ovariectomizzati, su un modello di osteoporosi in post-menopausa (Shen, Wang, Guerrier, & Wang, 2008).

Anche la capacità del GTP di aumentare l'indice di formazione ossea, dimostrata in questo studio, concorda con l'effetto del GTP sull'attività osteoblastica, suggerito negli studi in vitro (Vali, Rao, & El-Sohemy, 2007). In termini di impatto dell'esercizio di TC sulla BAP, i valori più alti di BAP osservati dopo 3 mesi nei gruppi di TC, concordano con uno studio precedente su una popolazione anziana.

L'esercizio di TC, comporta lo spostamento del peso corporeo, così lentamente, che quasi tutto il peso è sostenuto alternatamente da una gamba e poi dall'altra durante tutto l'esercizio; di conseguenza, si crea una significativa condizione di carico che può indurre meccanicamente il carico sull'osso, stimolando così la formazione ossea. La scomparsa degli effetti di GTP e TC a livello BAP dopo 6 mesi, possono essere correlati all'adattamento osseo a GTP o TC, dopo un lungo periodo di intervento.

Come indicatori dello stato del *turnover* osseo, per valutare l'effetto degli esercizi e degli integratori alimentari sul metabolismo osseo, sono stati utilizzati anche singoli biomarcatori ossei, oltre al rapporto tra la formazione dell'osso e il riassorbimento (BAT/TRAP in questo studio). Un aumento del rapporto BAP/TRAP, che potrebbe derivare da un aumento di formazione ossea o da una diminuzione del riassorbimento osseo, indica uno stato di ricambio osseo ed un aumento della formazione ossea, a causa dell'intervento. In questo studio, l'aumento del rapporto BAP/TRAP a 3 e 6 mesi dall'assunzione di GTP e l'esercizio di TC, rispettivamente, sono dovuti all'aumento della formazione ossea, piuttosto che alla diminuzione del riassorbimento osseo. Pertanto, un tale aumento di questo rapporto suggerisce che, l'assunzione di GTP e l'esercizio di TC aumentino la formazione ossea.

In questo studio, hanno notato che tutti i gruppi di trattamento, incluso il placebo, hanno mostrato un aumento del rapporto BAP/TRAP durante il periodo di studio.

Capitolo 3

3.1 Risultati, limiti e sviluppi futuri

I benefici con l'esercizio fisico del Tai Chi, sono stati documentati in un gran numero di studi clinici incentrati su specifiche malattie, sul mantenimento dello stato di salute e sul benessere psicofisico. Ho ricercato vari studi clinici sul Tai Chi che avevano trattato malattie, come l'osteoporosi e l'osteopenia. Tutte le pubblicazioni erano scritte in lingua inglese, escludendo così, la parte degli studi pubblicati nelle lingue asiatiche.

Il Tai Chi Yang, era il più popolare tra gli stili e veniva praticato mediamente per due lezioni di 1 ora a settimana, per non meno di 3 mesi. Veniva impiegato da solo in buona parte degli studi, mentre in altri è stato applicato in combinazione con altre terapie fisiche e farmacologiche. La maggioranza degli studi ha riportato gli effetti positivi del Tai Chi; sono stati riferiti alcuni effetti incerti, ma non è stato segnalato alcun evento serio avverso, correlato a questa pratica; è improbabile che il Tai Chi si traduca in qualcosa di sfavorevole, ma potrebbe produrre lievi dolori muscolo-scheletrici.

Questo lavoro è stato sviluppato, dopo aver selezionato ed analizzato gli studi attinenti con l'argomento, che presi in esame, hanno sostanzialmente soddisfatto l'ipotesi secondo cui, la pratica del Tai Chi può avere effetti benefici sulla densità minerale ossea e nella prevenzione dell'osteoporosi; inoltre, questi studi indicano che il TC potrebbe essere una misura di prevenzione per queste patologie, risultando efficace anche da un punto di vista economico, considerando il risparmio sulle spese medico-sanitarie, in caso di peggioramento della patologia, a carico del Sistema Sanitario Nazionale in termini di costi sociali. Questi effetti benefici, sono meglio osservati nei soggetti che praticano Tai Chi da molto tempo e per un lungo periodo di tempo. È importante capire ed approfondire, come l'effetto di un programma di allenamento dipenda dalle modalità di esercizio, dalla sua intensità, frequenza e durata.

Sebbene gli studi esaminati abbiano in parte dimostrato che il Tai Chi ha potenziali benefici, la maggior parte degli studi ha delle limitazioni nella progettazione, come:

- piccola dimensione del campione;
- studi non randomizzati;
- mancanza della misurazione dell'intensità dell'allenamento;
- differenze significative nei protocolli di allenamento.

Nella ricerca futura, uno studio randomizzato, dovrebbe essere controllato con un protocollo di allenamento, utilizzato secondo i principi della prescrizione degli esercizi. I praticanti di Tai Chi di solito hanno bisogno di 12 settimane di allenamento per familiarizzare con i movimenti. Durante questa fase, l'intensità dell'esercizio e la quantità di allenamento sono inconsistenti, pertanto, un programma adeguato dovrebbe richiedere almeno 6 mesi di allenamento. Inoltre, per determinare l'intensità dell'esercizio è importante monitorare l'attività cardiaca. L'effetto benefico del Tai Chi sulla BMD, è importante, sia da un punto di vista riabilitativo, che preventivo, perché influisce positivamente sulla stabilità posturale e sulla flessibilità di un individuo, e rispetto ai comuni esercizi di *stretching* ed alla fisioterapia convenzionale, ha una maggiore efficacia nel prevenire il rischio di cadute, aspetto estremamente importante quando parliamo di BMD e osteoporosi. Anche se le linee guida attuali generali raccomandano un regolare esercizio, non vi è attualmente propensione all'attività fisica per il trattamento di BMD, o per affrontare altri fattori di rischio correlati alla frattura per le donne con osteopenia (ad esempio equilibrio insufficiente, diminuzione della forza muscolare, diminuita agilità).

L'osteoporosi è una malattia caratterizzata da una ridotta massa ossea e da un deterioramento del tessuto osseo, che porta ad una maggiore fragilità delle ossa e ad un conseguente aumento del rischio di fratture e viene diagnosticata in base alla BMD.

Negli studi presi in esame, viene posta particolare attenzione nel valutare l'impatto che il Tai Chi ha sulla BMD, in particolare nelle donne in pre e post-menopausa. É emerso che, tra le donne in post-menopausa da molto tempo, che praticavano regolarmente Tai Chi per più di 3 ore a settimana, da un periodo superiore ai 3 anni, le misurazioni DEXA della BMD erano significativamente più alte, in particolare a livello della colonna lombare e su tre punti del femore prossimale (collo del femore, regione intertrocanterico e triangolo di Ward). Inoltre, tra le donne in post-menopausa, sono poche quelle che seguono attività fisica regolarmente, a causa di una varietà di fattori tra cui, le condizioni di salute che limitano determinati tipi di attività e la mancanza di motivazione. Questa lacuna nelle strategie di trattamento, per le donne con bassa densità ossea, è enfatizzata nel recente rapporto del Surgeon General (USDHHS, 2004) sull'osteoporosi, che sottolinea la necessità di un esercizio nuovo, creativo e con programmi sostenibili che enfatizzino la prevenzione. Le ricerche sugli effetti diretti del Tai Chi suggeriscono che:

1. I praticanti di Tai Chi nel lungo periodo hanno una BMD più alta rispetto alle persone che conducono una vita sedentaria e hanno un tasso di declino più lento della BMD nel periodo di post-menopausa.
2. Le donne che praticano Tai Chi mostrano tassi ridotti della diminuzione della BMD in post-menopausa.

Anche se questo è un aspetto che necessita di ulteriori studi di verifica, viene sostanzialmente quantificato il periodo di pratica di TC necessario per ottenere e mantenere i benefici ad esso associati su BMD e osteoporosi. Viene suggerito che la durata dell'intervento del Tai Chi dovrebbe superare le 185 ore, per una durata complessiva non inferiore a 12 mesi.

Mentre c'è una crescente comprensione della regolazione farmacodinamica del *turnover* osseo e sulla qualità dell›osso, si sa molto meno di come gli interventi non farmacologici, agiscano positivamente sulla BMD.

Il Tai Chi, è un intervento multi-sistema che include sia l'esercizio fisico che la componente meditativa; comprendendo i meccanismi degli effetti del Tai Chi, può essere spiegato meglio il suo impiego ottimale e si possono fornire maggiori approfondimenti riguardanti la regolazione dinamica e il rischio di fratture nelle donne osteopeniche. L'impatto riportato dal Tai Chi sul ritardare la perdita di BMD, è stato attribuito alle sue caratteristiche di carico. Anche se, alcune recensioni suggeriscono solo l'esercizio ad alto impatto per influenzare positivamente la BMD in donne in postmenopausa, donne con osteopenia e osteoporosi, altri suggeriscono che risultano efficaci, anche attività con minor carico e a basso impatto, come ad esempio camminare.

Il Tai Chi non è un esercizio ad alto impatto, e le sue caratteristiche biomeccaniche portano un carico meccanico scheletrico maggiore del camminare ordinario. Alcuni studi sull'analisi del movimento del Tai Chi hanno riportato le differenze rispetto alla normale andatura (cioè del camminare); i movimenti degli arti inferiori, durante il Tai Chi, hanno una durata del ciclo più lunga, la durata di posizione sulla gamba singola (intervallo tra un passo ed un altro), è maggiore; caviglia, ginocchio ed anche, sono in movimento congiunto; vi è inoltre un maggiore spostamento laterale del corpo e modelli più grandi e unici dell'attivazione muscolare degli arti inferiori. Altri studi hanno riportato che l'allenamento di Tai Chi, può riorganizzare favorevolmente i modelli neuromuscolari degli arti inferiori, con una conseguente riduzione dell'eccessiva compensazione dell'anca, in modo tale da rendere l'andatura più efficiente.

L'osteoporosi è una condizione disabilitante, che predispone a fratture sia nelle donne che negli uomini. La maggior parte delle fratture negli adulti si verifica quando questi sono affetti da "Osteopenia" (densità minerale ossea solo moderatamente inferiore ai giovani individui in condizioni normali). Dal momento che la vita è più lunga, la terapia farmacologica è un'opzione costosa con conseguenze incerte, mentre la terapia non farmacologica offre una valida alternativa. Per questo motivo, le linee guida per il trattamento dell'osteopenia includono l'esercizio fisico, tuttavia, non vi è attualmente consenso riguardo le tipologie ed i regimi ottimali di esercizio, per il trattamento della bassa BMD.

Un notevole numero di ricerche, ci suggerisce che l'allenamento del Tai Chi, può ridurre le cadute e i fattori di rischio ad esse associati. Il rapporto del Surgeon General del 2004 (USDHHS, 2004) sull'osteoporosi sottolinea che l'osteopenia, è una malattia grave in forte crescita, dato preoccupante per la salute pubblica delle donne.

Le donne osteopeniche non sottoposte ad alcun trattamento, sono ad alto rischio di ulteriori perdite di BMD, diventando così affette da osteoporosi. Le donne osteopeniche, hanno un rischio di frattura 1,7 volte maggiore rispetto alle donne con densità ossee normali. Mentre, il rischio di frattura è più alto nelle donne con osteoporosi. La maggiore prevalenza di osteopenia (3 volte superiore all'osteoporosi) si traduce in un maggior numero di fratture.

Il Tai Chi è un complesso intervento, che integra l'allenamento neuro-muscolo-scheletrico, la respirazione e varie strategie cognitive. Ciascuno dei componenti: fisico, fisiologico e psicosociale del Tai Chi, potrebbe avere molteplici effetti terapeutici, ad esempio, potrebbe essere previsto un miglioramento del tempo di stacco della gamba singola e quindi un aumento della forza degli arti inferiori, minore raggio d'impatto nel movimento e quindi migliorare la sicurezza dell'equilibrio. È probabile che le componenti dell'intervento interagiscano in modo complessivo. Inoltre, il Tai Chi è un intervento pluralistico, rappresentato da diversi stili (ad esempio Yang, Wu, Chen e Sun), e all'interno di ciascuno di questi stili, molteplici routine (ad esempio 24, 48 108 forma nello stile Yang). Per questo motivo, la valutazione clinica di Tai Chi, pone sfide uniche per quanto riguarda la scelta di gruppi di intervento e di controllo. Si sostiene, che gli studi clinici pragmatici, siano particolarmente informativi per lo studio di interventi complessi come il Tai Chi. Le prove pragmatiche possono variare considerevolmente nel *design*, ma il loro obiettivo principale è valutare l'efficacia complessiva degli interventi, così come sono praticati in ambiente clinico o naturale. Le prove pragmatiche, generalmente, confrontano il trattamento di interesse con un intervento già consolidato e credibile, e quindi aiutano ad acquisire maggiori informazioni sulle scelte tra i trattamenti.

Un altro importante aspetto affrontato negli studi esaminati, riguarda gli effetti benefici del TC, combinati con la somministrazione di polifenoli presenti nel tè verde (GPT) o con integratori di calcio. Abbiamo visto come questa combinazione, può far aumentare significativamente questi benefici; in particolare si è visto un aumento della formazione ossea ed una riduzione di perdita ossea. L'integrazione di GTP, degli esercizi di TC e la combinazione dei due, hanno fatto registrare un miglioramento della forza muscolare nelle donne in post-menopausa con osteopenia. Queste, come abbiamo visto in precedenza, hanno una probabilità di sviluppare l'osteoporosi quattro volte di più rispetto agli uomini, a causa di una diminuzione del livello di estrogeni dopo la menopausa, causata da una diminuzione della BMD e del deterioramento microstrutturale osseo. I polifenoli del tè verde (GTP, estratto di tè verde), hanno mostrato effetti osteo-protettivi diminuendo lo stress ossidativo, aumentando l'attività di enzimi antiossidanti e diminuendo l'espressione dei mediatori proinfiammatori. Tuttavia, le informazioni disponibili sull'effetto protettivo, dato dal consumo di tè o dalle sue componenti bioattive sulla salute muscolo-scheletrica nelle donne in post-menopausa, sono ancora limitate. Questo argomento così importante necessita, pertanto, di ulteriori studi.

Inoltre, da altri recenti studi, è emerso che l'esercizio di TC migliora la forza muscolare e la capacità di resistenza, probabilmente perché i movimenti di TC degli arti inferiori richiedono più attenzione ai dorsiflessori della caviglia, estensori del ginocchio e attivazione del muscolo del ginocchio. In futuro, oltre ai GTP ed ai supplementi di calcio, dovrebbe essere studiata in maniera più approfondita, l'efficacia del TC in combinazione con agenti antiosteoporotici come i bisfosfonati.

La pratica del TC, ha quindi dimostrato il suo potenziale a beneficio della salute muscolo-scheletrica in termini di decelerazione della perdita ossea, preservando la BMD e migliorando la funzione neuromuscolare. Il primo studio sull'integrazione di GTP e l'esercizio TC, ha valutato sia gli effetti individuali che congiunti sui biomarcatori del *turnover* osseo, sul metabolismo del calcio e sulla forza muscolare nelle donne in postmenopausa con osteopenia.

Sono stati osservati elevati livelli di BAP nei gruppi GTP e TC. Nel gruppo con integrazione di GPT, dopo un mese, sono stati osservati valori più alti di BAP, indicatore di aumento della formazione ossea. Questa scoperta sembra essere coerente con un precedente studio effettuato sugli animali, dove l'integrazione di GTP, ha migliorato l'attività di formazione dell'osso nei ratti ovariectomizzati, su un modello di osteoporosi in post-menopausa. Anche la capacità del GTP di aumentare l'indice di formazione ossea, dimostrata in questo studio, concorda con l'effetto del GTP sull'attività osteoblastica suggerito negli studi in vitro.

In termini di impatto dell'esercizio di TC sulla BAP, i valori più alti di BAP osservati dopo 3 mesi nei gruppi di TC, concordano con uno studio precedente su una popolazione anziana. L'esercizio di TC comporta lo spostamento del peso corporeo così lentamente, che quasi tutto il peso è sostenuto alternatamente da una gamba e poi dall'altra durante tutto l'esercizio; di conseguenza, si crea una significativa condizione di carico, che può indurre meccanicamente il carico sull'osso, stimolando così la formazione ossea. La scomparsa degli effetti di GTP e TC a livello BAP dopo 6 mesi, possono essere correlati all'adattamento osseo a GTP o TC dopo un lungo periodo di intervento.

Come indicatori dello stato del *turnover* osseo, per valutare l'effetto degli esercizi e degli integratori alimentari sul metabolismo osseo, sono stati utilizzati anche singoli biomarcatori ossei oltre al rapporto tra la formazione dell'osso e il riassorbimento. Un aumento del rapporto BAP/TRAP, che potrebbe derivare da un aumento di formazione ossea o da una diminuzione del riassorbimento osseo, indica uno stato di ricambio osseo ed un aumento della formazione ossea dovuto all'intervento. L'aumento del rapporto BAP/TRAP a 3 e 6 mesi dall'assunzione di GTP e l'esercizio di TC, rispettivamente, sono dovuti all'aumento della formazione ossea piuttosto che alla diminuzione del riassorbimento osseo. Pertanto, un tale aumento di questo rapporto suggerisce, che l'assunzione di GTP e l'esercizio di TC aumentino la formazione ossea. In questo studio, è emerso che tutti i gruppi trattati, hanno mostrato un aumento del rapporto BAP/TRAP durante il periodo di studio.

Una revisione sistematica, riflette un'analisi più completa delle prove cliniche sul Tai Chi fino ad oggi, per la riabilitazione e la salute, comprese sintesi narrative, studi randomizzati controllati, studi clinici non randomizzati controllati e casi clinici.

I risultati mostrano, che c'è una crescita costante delle prove cliniche per il Tai Chi. Il numero di pubblicazioni è aumentato dal 1991 con un picco tra il 2006 e il 2010. Quasi tutti gli studi inclusi in questa revisione, hanno dimostrato l'importanza dei benefici sulla salute del Tai Chi nella prevenzione, nel trattamento e nella riabilitazione. Il Tai Chi è stato esaminato in studi clinici in 21 paesi, sia sviluppati che in via di sviluppo in tutto il mondo. Questa ricerca è principalmente supportata dalle organizzazioni sanitarie nazionali dei governi, in quanto interessati al Tai Chi. I dettagli di un intervento adeguato, riportati in una sperimentazione clinica, sono importanti per altri ricercatori, al fine di poter replicare i trattamenti. La maggior parte degli studi clinici, non ha fornito una precisa descrizione dell'intervento di Tai Chi, perché non sono state date informazioni complete sullo stile praticato, sessione, frequenza, durata, metodi di apprendimento e qualifica degli istruttori. La progettazione, la conduzione e la segnalazione dell'intervento di Tai Chi dovrebbe essere standardizzato. Una revisione sistematica, ha valutato l'adeguata segnalazione di un intervento di Tai Chi presente negli studi clinici randomizzati inglesi, e le scoperte hanno sottolineato la necessità di sviluppare una linea guida per ulteriori studi. Lo stile più comunemente praticato era lo stile Yang, attraverso la forma più conosciuta, la forma semplificata 24. Alcuni studi, hanno applicato più di un tipo di intervento di Tai Chi come lo stile Chen, Yang, Wu e Sun. Come si può vedere dalla storia dello sviluppo del Tai Chi, lo stile Yang divenne il più popolare alla fine del 19° secolo. Il governo cinese ha promosso la sua diffusione, per renderlo il più facile da imparare attraverso la pratica e la memorizzazione. L'Amministrazione Generale dello Sport della Cina, ha pubblicato un libro intitolato "Semplified Tai Chi" nel 1956, semplificando la forma tradizionale Yang 81.

In futuro, è necessario che vengano effettuati altri studi anche per capire gli effetti che potrebbe avere uno stile piuttosto che un altro, in quanto non è ancora chiaro quali siano i potenziali vantaggi e svantaggi di questi. In questa recensione, agli studi clinici sono stati applicati stili diversi e all'interno di uno stile sono state utilizzate diverse forme.

L'apprendimento del Tai Chi, nella maggior parte degli studi, è avvenuto sotto la guida di istruttori esperti e qualificati. Risulta che in pochi hanno praticato il Tai Chi da soli a casa con il supporto di video/DVD o documento come guida. Per quanto riguarda gli istruttori, pochi studi forniscono informazioni dettagliate sulla loro esperienza e sulle qualifiche che questi possiedono. Poiché gli interventi di Tai Chi possono includere molti aspetti qualitativi, tra cui immaginazione e filosofia, è probabile che le qualifiche e le personalità individuali giochino un ruolo chiave nel successo o nel fallimento dell'intervento del Tai Chi. Inoltre, nella maggior parte dei casi clinici degli studi, i partecipanti hanno praticato il Tai Chi sotto la supervisione di un solo istruttore.

Per intensità e durata del Tai Chi, gli studi inclusi in questa recensione, presentano una vasta gamma di variabilità rispetto alla formazione dell'allenamento, alle frequenze e alla durata della pratica di Tai Chi. La maggioranza dei partecipanti hanno praticato un'ora di Tai Chi (sessione), 2 o 3 volte a settimana (frequenza), per 12 settimane (durata). L'intensità dell'esercizio può variare notevolmente a seconda della forma fisica dell'individuo, dello stile, della profondità delle posizioni, del vigore dell'esecuzione del movimento, ecc. Non ci sono particolari raccomandazioni, riguardo l'intensità e la durata del Tai Chi, per persone con differenti condizioni di salute.

L'aderenza o la conformità all'intervento, ha un'influenza diretta sulla valutazione degli interventi stessi. In questa recensione, meno della metà degli studi inclusi, riportava le informazioni relative all'abbandono o al ritiro. Le ragioni più comuni erano: la perdita di interesse e le problematiche legate alla mancanza di tempo da dedicare alla pratica. Ulteriori ricerche dovrebbero considerare questi fattori nella progettazione e nell'analisi dei risultati degli studi clinici.

Ci sono alcune limitazioni nella recensione:

1. Non abbiamo incluso studi trasversali; sebbene non siano stati posti limiti di lingua alla ricerca, sono stati trovati solo articoli pubblicati in inglese, cinese e coreano. Pertanto, è possibile che siano state perse molte prove pubblicate in altre lingue. Inoltre, anche se sono state descritte le tendenze e le caratteristiche degli studi clinici sul Tai Chi nel suo insieme, non vi è stata particolare concentrazione sulla qualità metodologica degli studi inclusi e malattie/condizioni specifiche per fornire informazioni dettagliate sugli effetti del Tai Chi. In questa recensione, la maggioranza di studi clinici inclusi, non erano adeguatamente segnalati all'intervento di Tai Chi. Basato su CONSORT e standard rivisti per la segnalazione di interventi in studi clinici di agopuntura (STRICTA), i seguenti articoli sono altamente raccomandati per riportare l'intervento del Tai Chi in studi clinici: stile e forme di Tai Chi, sessione, frequenza, durata, uso razionale e particolare stile o protocollo di Tai Chi, metodo

di apprendimento, metodo di pratica, qualifica di istruttore o esperienza, valutazione della padronanza delle prestazioni, conformità o aderenza, e *follow-up*.

2. Gli effetti della qualifica degli istruttori dovrebbero essere affrontati ulteriormente e sono necessarie linee guida per una migliore selezione e segnalazione delle caratteristiche degli istruttori, tra cui esperienza e personalità.
3. Dal momento che sono stati esaminati pochi studi sulla relazione tra l'intensità e/o la durata e gli effetti del Tai Chi, sono necessari ulteriori studi per ottimizzare gli effetti efficaci dose-risposta, basati sull'evidenza del Tai Chi.
4. Sarebbe utile che studi futuri stabiliscano metodi per incoraggiare la conformità all'intervento nelle sperimentazioni cliniche di Tai Chi e considerare la conformità quando si calcola la dimensione del campione, durante la produzione del modello di studio.
5. Si dovrebbe porre maggiore attenzione sui risultati centrati sul paziente, su aspetti come la qualità della vita.

In conclusione, gli studi clinici esistenti su varie malattie/condizioni suggeriscono, che la quantità di prove di studi clinici sul Tai Chi è sostanziale. Tuttavia, vi è un'ampia variazione dell'intervento del Tai Chi in termini di stile, intensità, durata e metodi di apprendimento e di pratica, quindi la segnalazione dell'intervento di Tai Chi deve essere migliorata. L'obiettivo di uno studio attuale, è tentare di condurre una revisione sistematica e una meta-analisi degli studi esistenti sull'esercizio del TC come intervento per la prevenzione e per il trattamento dell'osteoporosi negli anziani, per trarre conclusioni utili sulla sicurezza e l'efficacia del TC nella prevenzione e nel trattamento di questa patologia.

Verranno utilizzati otto *database* elettronici (Science Citation Index, PubMed Database, Embase (Ovid) Database, the Cochrane Central Register of Controlled Trials, and Chinese databases, including Chinese BioMedical Database, China National Knowledge Infrastructure, Wanfang database and the Chongqing VIP Chinese Science and Technology Periodical Database) e dall'inizio al 1° aprile 2018, saranno utilizzati solo gli studi in inglese e cinese. Inoltre, i riferimenti di tutte le revisioni pertinenti saranno ricercati a mano e i risultati della ricerca saranno presentati in un diagramma di flusso di una meta-analisi. I potenziali risultati includeranno tassi di fratture o cadute, BMD totale dell'anca e della colonna vertebrale, biomarcatori di formazione ossea, biomarcatori di riassorbimento osseo, biomarcatori ossei, qualità della vita relativa alla salute ed eventi avversi. Saranno inclusi solo studi randomizzati controllati, che confrontano l'esercizio del TC con altre tipologie di interventi. Lo strumento Cochrane risk of bias sarà utilizzato per la valutazione della qualità.

Verrà condotta una ricerca completa dei *database* cinesi esistenti dagli inizi ad oggi. La qualità degli studi inclusi, tutti studi randomizzati controllati, è fortemente garantito. Lo *screening* dello studio, l'estrazione dei dati ed i rischi di valutazione, saranno completati da due revisori; verrà risolta qualsiasi discrepanza, se necessario con l'intervento di un terzo revisore. Lo studio corrente è un protocollo di revisione sistematica ed una meta-analisi. I risultati potrebbero essere limitati dall'eterogeneità, dovuta alle differenze di età, sesso, area geografica, agente scatenante ed eterogeneità dei progetti di studio.

L'esercizio di TC verrà confrontato con altri, solo attraverso studi randomizzati e controllati RCTs; saranno presi in considerazione anche lo stile di vita sedentario, l'esercizio fisico, il trattamento farmacologico o integratori di calcio. Sarà incluso qualsiasi tipo di esercizio di TC, indipendentemente dalla frequenza e della durata dell'esercizio.

I potenziali risultati saranno:

1. Tassi di fratture o cadute relative all'osteoporosi.
2. BMD totale all'anca e totale della colonna vertebrale.
3. Biomarcatori di formazione ossea (fosfatasi alcalina e osteocal-

cina).

4. Biomarcatori di riassorbimento osseo (piridinolina urinaria, collagene di tipo I, N-telopeptidi reticolati e C-telopeptidi).
5. Biomarcatori ossei, (ormone paratiroideo e 1,25-(OH)2 vitamina D).
6. Concentrazioni di calcio nel siero e nelle urine.

Negli studi futuri, al fine di aumentarne le probabilità di successo, si dovrà tener conto, innanzitutto, del fatto che un periodo non inferiore a 12 mesi di pratica regolare, come precedentemente indicato in altri studi, permetterebbe di raggiungere risultati attendibili. Inoltre, attraverso l'utilizzo di programmi standardizzati, che permettono di poter seguire lo stesso programma in luoghi differenti, dando la possibilità ai partecipanti di frequentare il corso vicino casa o vicino al luogo di lavoro, si potrebbero ottenere alti tassi di conformità, riducendo così il tasso di abbandono, considerando anche la necessità di una formazione univoca degli istruttori, che dovranno seguire linee guida comuni (stile, forma, intensità, durata e metodi di apprendimento). Questi elementi renderebbero più alta la probabilità che i soggetti continuino a studiare Tai Chi una volta completato il periodo di studio.

È importante che i risultati primari includano misure biochimiche del riassorbimento osseo (C-terminale reticolante del telopeptide di tipo I collagene (CTX)), formazione ossea (osteocalcina (OSC)) e BMD, valutati usando DEXA all'inizio e alla fine del processo. Altrettanto importanti, gli esiti secondari, che dovrebbero comprendere misure di riassorbimento e formazione ossea, valutati a tre mesi, e qualità della vita correlata alla salute (HRQOL), equilibrio e fiducia valutati a tre e nove mesi.

Per studiare la sequenza di attività di rimodellamento osseo che si verifica in risposta al Tai Chi, dobbiamo misurare due ossa, indicatori di *turnover*, che riflettono l'attività osteoclastica di riassorbimento e osteoblastica di formazione ossea. Il Collagene di tipo I, è un componente importante dell'osso, che rappresenta oltre il 90%

della matrice organica. La reticolazione C-terminale, il telopeptide del collagene di tipo 1 CTX, è una rottura prodotta di collagene di tipo 1. È stato dimostrato, che i livelli sierici di CTX, sono marcatori sensibili e specifici del riassorbimento osseo e se comparati con marcatori di riassorbimento alternativi, risultano essere superiori. Relativamente al cambiamento a breve termine ai livelli di CTX, si è visto un cambiamento a lungo termine nella BMD. Dovrà essere misurata anche l'osteocalcina sierica OSC, una proteina legante il calcio, che è la componente principale della matrice ossea non collagene.

Durante la formazione dell'osso, gli osteoblasti sintetizzano OSC, che è incorporato nella matrice ossea extracellulare e una piccola frazione viene rilasciata in circolazione. Il siero OSC ha dimostrato la sua utilità clinica come biomarcatore per la formazione dell'osso, sia in risposta all'esercizio, sia agli interventi farmacologici. Ipotizzando che il Tai Chi abbia effetti anti-riassorbimento, ci aspettiamo di vedere diminuzioni nei marcatori di riassorbimento e formazione, dal momento che il riassorbimento osseo è strettamente legato alla formazione dell'osso. Se il Tai Chi possedesse questo potenziale anabolizzante sull'osso, si potrebbe osservare un aumento in entrambi i marcatori. Prelevando tutti i campioni la mattina dopo un digiuno di 12 ore, la variabilità diurna è ridotta al minimo.

La BMD dell'anca e della colonna vertebrale, sarà misurata usando DEXA; questa non dovrebbe mostrare cambiamenti significativi, ma dovrà essere misurata all'inizio per la determinazione dell'idoneità al programma, e a conclusione per una stima sulla dimensione dell'effetto.

La qualità della vita correlata alla salute, è un concetto multidimensionale che include fisico, mente e funzionamento psicosociale. Gli studi hanno suggerito che i pazienti che praticano Tai Chi, riportano miglioramenti significativi in HRQOL. Per valutare QOL correlata alla salute, va utilizzato il modulo SF-36, indagine sullo stato di salute. I coefficienti di affidabilità *test-retest* riportati variano da 0,72-0,93. La paura di cadere dovrà essere valutata utilizzando la scala ABC (Activity-Specific Balance Confidence).

È fondamentale anche, che vengano valutati i sintomi della menopausa, utilizzando lo strumento Menopause Quality of Life. Uno studio pubblicato suggerisce che il Tai Chi può favorevolmente gestire i sintomi della menopausa in aggiunta alla riduzione di BMD. Infine, per una valenza certificativa, dovranno essere annotate tutte le attività svolte (frequenza, durata) su un registro; i soggetti che parteciperanno ad almeno l'80% delle lezioni, potranno continuare a far parte del programma.

Affinché lo studio venga ritenuto conforme, i soggetti per potervi prenderne parte dovranno essere donne con età compresa tra i 45 ed i 55 anni, con un T-score della BMD dell'anca e della colonna vertebrale compreso tra -1.0 e -2.5, in post-menopausa da almeno 12 mesi e non devono svolgere attività fisica per più di 3 giorni a settimana, con durata di ogni sessione non superiore a 60 minuti. Ogni risultato sarà misurato nella variazione percentuale dal valore di partenza. Uno degli obiettivi fondamentali, è quello di identificare i fattori che devono essere inclusi per una corretta progettazione di uno studio definitivo. Raccogliere le valutazioni preliminari dei dati, sui meccanismi biomeccanici e fisiologici attraverso cui il Tai Chi potrà influire sul *turnover* osseo e sui rischi di frattura associati all'osteopenia. Dovranno essere calcolate le correlazioni tra le misure dei parametri biomeccanici e delle misure di modifiche BMD (CTX, OSC). Sulla base di queste analisi, saranno condotti studi di regressione esplorativa per generare ipotesi per una convalida futura.

I risultati di studi futuri, potrebbero fornire prove riguardo al valore del Tai Chi come intervento, per prevenire e/o rallentare la patologia osteoporotica, informando, inoltre, la fattibilità, il potenziale e i limiti relativi alla pratica all'esercizio del corpo-mente del Tai Chi, contribuendo a focalizzare la ricerca, in maniera più approfondita, sui possibili meccanismi di azione.

Bibliografia

Chen, E. W., Fu, A. S., Chan, K. M., & Tsang, W. W. (2012). The effects of Tai Chi on the balance control of elderly persons with visual impairment: a randomised clinical trial. *Age and Ageing, 41*, p. 254–259.

China, S. (1983). Simplified Taijiquan. Beijing: China Publications Center.

Jahnke, R., Larkey, L., Rogers, C., Etnier, J., & Lin, F. (2010, Jul-Aug). A Comprehensive Review of Health Benefits of Qigong and Tai Chi. *Am J Health Promot.*, p. 1-25.

Lan, C., Chen, S. Y., Lai, J. S., & Wong, A. M. (2013). Tai Chi Chuan in Medicine and Health Promotion. *Hindawi - Complementary and Alternative Medicine*, 17.

Lu, X., Hui-Chan, C. W., & Tsang, W. (2012). Tai Chi, arterial compliance, and muscle strength in older adults. *European Journal of PreventiveCardiology, 20*, p. 613–619.

Mao, H. (2009). Effects of Taijiquan exercises combined with orally calcium supplement on postmenopausal women's bone mineral density. (24), p. 814-6.

Murase, T., Haramizu, S., Shimotoyodome, A., Nagasawa, A., & Tokimitsu, I. (2005). Green tea extract improvesendurance capacity and increases muscle lipid oxidation in mice. *Am J Physiol Regul Inter CompPhysiol*(288), R708–R715.

Qin, L., Au, S., Choy, W., Leung, P., Neff, M., & Lee, K. (2002). Regular Tai Chi Chuan exercise may retard bone loss in postmenopausal women: a case-control study. *Arch Phys Med Rehabil*(83), 1355-9.

Qin, L., Choy, W., Leung, K., Leung, P., Au, S., & Hung, W. (2005). Beneficial effects of regular Tai Chi exercise on musculoskeletal system;. *Bone Min Metab 23*(23), 186-90.

Shen, C., Chyu, M., Yeh, J., Felton, C., Xu, K., & Pence, B. (2009). Green tea polyphenols and Tai Chi for bone health: designing a placebo-controlled randomized trial. *BMC Musculoskelet Disord.*(10), 110.

Shen, C., Wang, P., Guerrier, J., & Wang, J. (2008). *Osteoporos Int.* (19 (7)), 979–990.

Shen, C., Williams, J., Chyu, M., R.L., P., Stephens, A., & Chauncey, K. (2007). 5.Comparison of the effects of Tai Chi and resistance training on bone metabolism in the elderly: a feasibility study. *Am J Chin Med.*(35 (3)), 369–381.

Taylor-Piliae, R. (2008). The effectiveness of Tai Chi exercise in improving aerobic capacity: an update meta-analysis. *Medicine and Sport Science, 52*, p. 40–53.

USDHHS. (2004). *Surgeon General Report Bone Health and Osteoporosis.* Rockville, MD: U.S. Departement of Health and Human Service.

Vali, B., Rao, L., & El-Sohemy, A. (2007). Epigallocatechin-3-gallate increases the formation of mineralized bone nodules by human osteoblast-like cells. *J Nutr Biochem*(18 (5)), 341–347.

Wu, C. Y., Yao, W., Lu, F., Wu, J., & Chang, C. (2002). Epidemiological evidence of increased bone mineral density in habitual tea drinkers. *Arch Intern Med.*(162), 1001–1006.

Xu, D., Hong, Y., Li, J., & Chan, K. (2004). D. Xu, Y. Hong, J. Li, and K. Chan, "Effect of tai chi exercise on proprioception of ankle and knee joints in old people," British Journal of Sports Medicine,. *38*, p. 50–54.

Made in the USA
Monee, IL
04 November 2026

67379302R00036